EMERGING INFECTIOUS DISEASES

COMMON CLINICAL NURSING TECHNIQUES AND
PROCEDURES FOR EMERGING INFECTIOUS DISEASES

新发传染病

常用临床护理操作技术与流程

全彩图文视频版

主　审　陈子华　吴安华

主　编　岳丽青　李　君

副主编　张　琼　张　玲　肖　红　曾烂漫　吴　静

编　者　（按姓氏汉语拼音排序）

曹晓霞	陈思维	陈秀文	陈　艳	郭　峰	贺爱兰	贺海燕
黄琼辉	黄　勋	戴薇薇	邓露茜	赖　娟	刘墨言	刘　能
刘　琼	李春辉	李新华	李　幸	李希曼	李祖亮	廖　雯
林　莉	龙艳芳	罗　泉	马　娜	彭梅琳	彭　云	全　俊
佘　盼	苏　盼	孙士昌	陶子荣	谭哲煜	熊　杨	余金秀
于微微	袁素娥	王　洁	王耀磊	吴辽芳	吴　静	吴秀颖
谢似平	肖　攀	易　斌	张　乐	张瀚龙	张京慧	曾必云
周秋红	周　阳	曾巧苗	周晓熙	周　艳	张　莹	张颖帆

出品单位　中南大学湘雅医院　中南大学湘雅护理学院

湖南科学技术出版社

主编简介

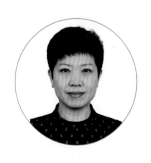

岳丽青

医学博士，主任护师，硕士生导师，澳大利亚蒙纳士大学访问学者。现任中南大学湘雅医院护理部主任。主要社会兼职：中国医药教育协会烧伤专业委员会常委，中国研究型医院协会护理专业委员会理事，中国医学装备协会护理装备与材料分会护理设备学组组长，中国健康管理学会个案管理分会副会长，国家老年医养照护产学研协同创新联盟常委，中国精英教学医院护理联盟执行委员，湖南省护理学会理事，湖南省烧伤整形护理专业委员会主任委员，湖南省医学会医院评价管理委员会常委，《中国护理管理杂志》编委，湖南通联站站长，《中华烧伤杂志》通讯编委，《护理学报》审稿专家。主要研究方向：患者安全管理，烧伤整形护理。主要成果：主编、副主编专著5本，参编专著4本；主持湖南省自然基金、省科技计划项目等6项，参与国家级和省级课题4项，获国家专利2项，获中南大学医疗新技术奖和医院医疗新技术奖2项；发表SCI论文3篇，Medline论文3篇，CSCD论文13篇；作为圈长获得首届国际医院品管圈大赛银奖，获得第五届全国医院品管圈大赛一等奖、中国护理管理大会护理管理创新卓越奖、湖南省护理技术与创新大赛一等奖等。目前指导外籍硕士等30名，毕业17名。

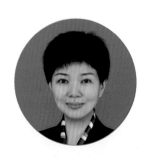

李 君

主任护师，硕士生导师，中南大学湘雅医院护理部副主任。国际灾难急救生命支持培训导师，中国医师人文医学执业技能培训《医患沟通》培训导师。具有丰富的临床护理操作技能培训经验，是中南大学"全国高等医学院校大学生临床技能竞赛"六特奖的培训导师；指导选手在"全国卫生应急技能竞赛"等大赛中荣获特等奖、一等奖。个人多次获得院校级"优秀指导老师""特殊贡献奖"等荣誉。主要社会兼职：中国中西医结合学会急救医学专业护理委员会副主任委员；中国抗癌协会肿瘤支持治疗专业委员会委员；中国抗癌协会肿瘤营养专业委员会护理学组委员；中华医学会肠内肠外营养学分会护理学组委员；中国医疗保健国际交流促进会加速康复外科分会护理学组委员；中华医学会创伤学分会护理学组专家库成员；湖南省护理学会理事；湖南省护理学会门急诊专业委员会副主任委员；湖南省健康管理学会营养与健康专业委员会主任委员等。主要研究方向：急危重症护理、营养与肿瘤。发表论文10余篇，其中SCI论文4篇；主编、参编专著5本；承担与参与省级课题6项；获国家专利4项。

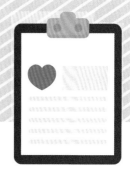

序言

　　在人类历史的长河中，传染病和公共卫生安全一直是全球共同面临的巨大挑战，时至今日，与传染病的斗争依然是全人类的重要任务之一。近30年来，世界各地至少出现了40种新发传染病，世界卫生组织（WHO）发出了"全球警惕，采取行动，防范新出现的传染病"的倡议。2020年新年突如其来的新型冠状病毒肺炎（简称新冠肺炎）疫情是一次严重危机，也是一次巨大考验。全国广大医务人员积极响应党中央和习总书记号召，奋不顾身，忠于职守，精准施策，科学防控，为新冠肺炎疫情防控取得阶段性重大战略成果做出了重要贡献。科学的流程与规范的操作是传染病疫情防控取得胜利的重要保障，为了让医务人员熟悉掌握传染病尤其是新发传染病防控的重点流程和关键技能，我们组织编写了这本《新发传染病常用护理临床操作与流程（全彩图文视频版）》。

　　中南大学湘雅医院是"中国精英教学医院护理联盟"首批联盟成员单位，有着成熟的护理培训体系，在新形势下大胆创新，积极探索既能满足当代医学需要，又能应对未来社会与医学发展挑战的新型护理人才培养模式。此次新冠肺炎疫情暴发后，我院护理部根据医院总体部署，总结传染病疫情防控护理工作经验，组建护理专项培训团队进行"新冠肺炎疫情防控"理论和技能培训。本书就是编者根据各级政府部门有关文件和相关诊疗指南与专家共识，结合我院一线抗疫临床人员的实践经验，精心总结而成的。

本书编写团队都是有着丰富临床经验的护理专家和骨干，编写过程中还得到了相关临床学科专家的指导。本书专注于临床一线护理工作人员的操作实践，形式新颖，实用性强，选择有代表性的常用护理操作技术和工作流程，充分结合新发传染病的护理防护要点。其新颖之处在于重点聚焦感染防控角度，用简明的图文视频，展现传染病护理项目的关键流程和步骤。同时，本书也是湘雅医院护理团队多年来教学与培训经验的总结与凝练，充分展示了湘雅护理培训特色。本书的内容虽然是以新冠肺炎疫情为主线，但同样适用于其他甲类或按甲类管理的通过呼吸道传播或接触传播的传染病防控。

当然，本书编写是基于此次新冠肺炎疫情时期的国家政策、文件、标准、诊疗指南和专家共识以及特殊情况下物资供给情况完成的，今后随着疾病研究的不断深入和诊疗技术的不断提升，本书也将随之更新。但我相信，本书的出版，一定能为临床护理人员防控新发传染病提供指导和参考。

湘雅医院
雷光华
2020 年 4 月

前言

2020年1月新型冠状病毒肺炎（简称新冠肺炎）疫情暴发后，中南大学湘雅医院迅速响应，高度重视，第一时间制定医院疫情防控工作方案，其中包括成立医疗护理人员梯队，成立院内培训及宣传教育专项小组。湘雅医院护理部认真总结突发传染病疫情防控护理工作中所取得的经验，联合医院各部门，结合新冠肺炎护理的特殊要求，组建护理专项培训团队，对护理梯队人员进行新型冠状病毒理论和技能培训，对每个护理工作岗位、环节和操作流程上加强规范指导，尤其是在感染风险高的操作中，用规范、科学的工作流程为护理人员提供避免感染风险之保障。

"先保护好自己，才能救治更多患者。"《新发传染病常用临床护理操作技术与流程（全彩图文视频版）》内容涵盖了护理人员在护理经呼吸道飞沫、密切接触传播疾病患者时所必须掌握的个人防护技术和应急处理措施、消毒隔离技术、常用和高风险护理操作技术、出入院环节的主要护理工作流程5个部分，共计24项护理操作和工作流程。每一项护理操作技术和工作流程都提出了相关的防控风险点，并提出了针对性的切实可行的防范措施，如静脉采血后标本的处置、防护服破损后强调措施的即刻性和坚决性等，都是力求用科学的防护措施来真正降低医护人员的感染风险。

本书的特点之一是阅读的便捷性。本书在常用护理工作和技能操作常规流程基础上，用简明的操作步骤要点介绍、流程图展示以及视频等形式,清晰明了地突出强化接触隔离、空气隔离、飞沫隔离疾病防控的护理要点。本书视频和图文结合的表现形式也符合当下人们的阅读方式,读者无须限定场地和时间,便于学习。

本书特点之二是临床适用性。随着防控工作的推进和对疾病认知的深入,湘雅医院认识到"战时"状态下的护理操作既要坚持规范,又要因地制宜地调整流程,所以我们在编写过程中对一些护理操作和工作流程进行了建设性的改进,如在密闭式吸痰的操作流程中增加了对患者和操作者的防痰液喷溅的防护举措、对常规单人采集呼吸道标本的流程增加了护理人员的配合等。同时,本书介绍的护理操作技术项目是来源于临床一线人员的培训需求,内容针对性强,可操作性高,在临床护理防控工作中有很好的适用性,能为疫情防控一线人员职业防护和护理管理工作提供参考与借鉴。

我们希望这些在实践探索中总结出来的工作经验和基于这些经验制定安全可靠的工作流程,能有效地缓解一线护理人员的心理压力,同时能被复用于类似的传染病疫情防控,这是本书编者的共同心愿。

在本书编写过程中,我们得到了医院感染控制中心、技能培训中心、感染病科、消毒供应中心和其他临床科室的大力支持,特此致谢。因编写时间有限,在内容编写和视频图文制作方面还有很多方面需要改进,不足之处敬请同行批评、勘正。

编　者
于中南大学湘雅医院

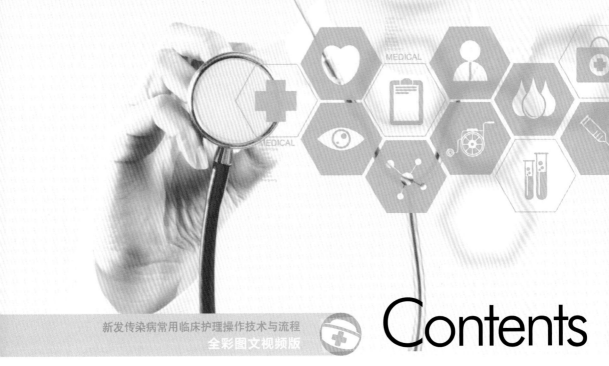

Contents
目 录

个人防护技术

§1.1 穿脱隔离衣

隔离衣是用于保护医护人员避免受到血液、体液和其他感染性物质污染，或用于保护患者避免感染的防护用品，分为一次性隔离衣和可复用的隔离衣，当可能受到患者血液、体液、分泌物等喷溅时应穿一次性防渗隔离衣。在甲类及按甲类传染病管理疾病防控时，为防止交叉感染，尽量使用一次性用品，故在此仅介绍一次性隔离衣的使用。

▶▶ 操作前准备 ◀◀

1. 环境准备　清洁、宽敞、明亮。
2. 护士准备　着装整洁；修剪指甲，取下饰物。
3. 用物准备　一次性隔离衣、一次性工作帽、一次性医用外科口罩、乳胶手套、速干手消毒剂，必要时备穿衣镜。

▶▶ 穿隔离衣流程 ◀◀

◀ S 口罩 1

1. 七步洗手法洗手。
2. 戴口罩，戴帽子。
3. 检查隔离衣型号、大小、完好性。
4. 手持衣领、衣领两端向外折齐、内面朝向自己。
5. 穿袖　右手持衣领，左手伸入一侧袖内，右手向上拉衣领，露出左手；同法穿另一侧。

6. 系好衣领。

7. 系好腰带。

8. 戴手套，手套扎住隔离衣衣袖。

▶▶ 脱隔离衣流程 ◀◀

1. 实施手卫生。

2. 解衣领。

3. 解腰带。

4. 身体前倾，双手交叉至肩峰下拉隔离衣。

5. 隔离衣拉至腕部时，向内边卷边退，连同手套一起脱下。

6. 将脱下的隔离衣连同手套一起向内卷成包裹状，弃入医疗废物桶。

7. 七步洗手法洗手。

▶▶ 防护注意事项 ◀◀

1. 隔离衣只能在规定区域内穿脱，医护人员应当严格按照穿脱流程穿脱隔离衣，禁止穿着隔离衣离开污染区，以避免各个分区的交叉污染。

2. 穿前检查有无潮湿、破损。

3. 接触多个同类传染病患者时，隔离衣若无明显污染时可连续使用；接触疑似患者时，隔离衣应在接触每个患者之间进行更换。

4. 工作中，隔离衣如有潮湿、污染、破损时，应立即更换。

5. 脱隔离衣过程中避免污染工作服、面部、帽子和口罩。

6. 穿好隔离衣后，双臂保持在腰部以上范围内；不得进入清洁区，避免接触清洁物品。

7. 脱隔离衣时，手臂伸直使隔离衣与自己的身体有一定的距离。

8. 隔离衣的下摆有可能被污染，卷至 3/4 时要停止动作，轻轻地将其放入医疗废物桶内。

 ◀◀ S 穿脱隔离衣 2

穿隔离衣流程图

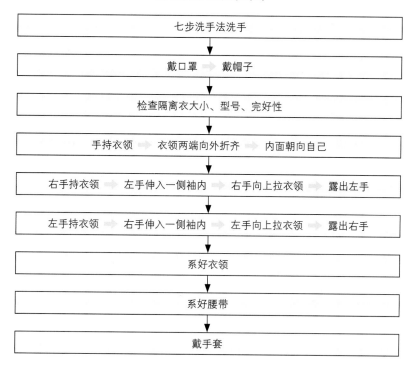

七步洗手法洗手

↓

戴口罩 ➡ 戴帽子

↓

检查隔离衣大小、型号、完好性

↓

手持衣领 ➡ 衣领两端向外折齐 ➡ 内面朝向自己

右手持衣领 ➡ 左手伸入一侧袖内 ➡ 右手向上拉衣领 ➡ 露出左手

左手持衣领 ➡ 右手伸入一侧袖内 ➡ 左手向上拉衣领 ➡ 露出右手

↓

系好衣领

↓

系好腰带

↓

戴手套

脱隔离衣流程图

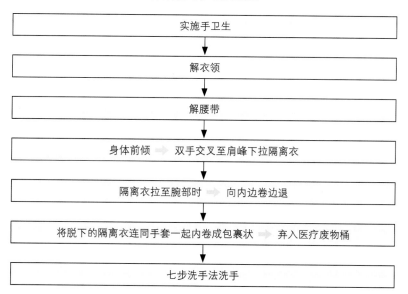

实施手卫生

↓

解衣领

↓

解腰带

↓

身体前倾 ➡ 双手交叉至肩峰下拉隔离衣

↓

隔离衣拉至腕部时 ➡ 向内边卷边退

↓

将脱下的隔离衣连同手套一起内卷成包裹状 ➡ 弃入医疗废物桶

↓

七步洗手法洗手

穿隔离衣示意图

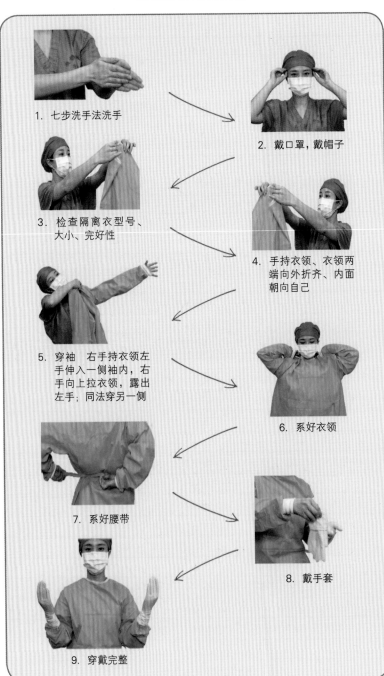

1. 七步洗手法洗手

2. 戴口罩，戴帽子

3. 检查隔离衣型号、大小、完好性

4. 手持衣领、衣领两端向外折齐、内面朝向自己

5. 穿袖　右手持衣领左手伸入一侧袖内，右手向上拉衣领，露出左手；同法穿另一侧

6. 系好衣领

7. 系好腰带

8. 戴手套

9. 穿戴完整

脱隔离衣示意图

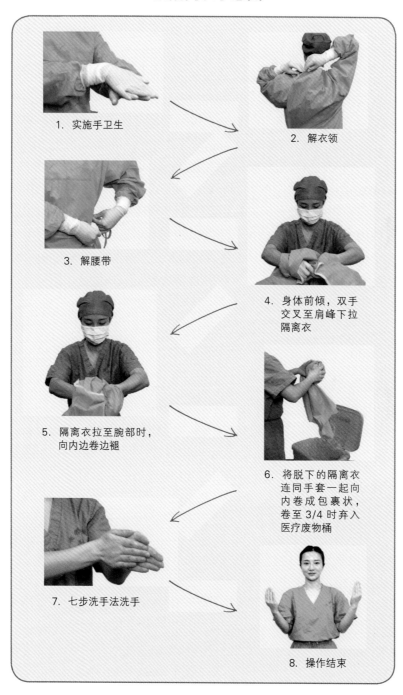

1. 实施手卫生

2. 解衣领

3. 解腰带

4. 身体前倾，双手交叉至肩峰下拉隔离衣

5. 隔离衣拉至腕部时，向内边卷边褪

6. 将脱下的隔离衣连同手套一起向内卷成包裹状，卷至 3/4 时弃入医疗废物桶

7. 七步洗手法洗手

8. 操作结束

§1.2　穿脱防护服

　　防护服是医务人员抗击传染病疫情中非常重要的个人防护用品，特别是在应对传播途径未知的新发传染病，以及高传播风险的传染病。防护服可以阻止各类可能携带病原体的分泌物、喷溅物、颗粒物等接触人体，保护医务人员健康，是战胜新型冠状病毒肺炎（简称新冠肺炎）疫情的重要防护用品。防护服应具有良好的防水、抗静电、过滤效率和无皮肤刺激性等特点，应穿脱方便，结合部严密，袖口、脚踝口为弹性收口。防护服分连体式和分体式两种。

　　接触或可能接触新冠肺炎病例和无症状感染者、污染物（血液、体液、分泌物、呕吐物和排泄物等）及其污染的物品或环境表面的所有人员均应使用防护服，其中包括：①流行病学调查人员——对疑似病例、临床诊断病例（仅限疫情区）、确诊病例和无症状感染者调查时。②隔离病区医护人员及医学观察场所医护人员。③病例和无症状感染者转运人员。④尸体处理人员。⑤环境清洁消毒人员。⑥标本采集人员。⑦实验室医护人员。

▶▶ 操作前准备 ◀◀

　　1. 环境准备　清洁、宽敞、明亮。

　　2. 护士准备　衣帽整洁，修剪指甲，取下饰物。

　　3. 用物准备　工作服、一次性工作帽、乳胶手套、速干手消毒剂、防护服、KN95/N95 及以上颗粒物防护口罩或医用防护口罩或动力送风过滤式呼吸器、护目镜或防护面屏、防水靴套、鞋套。必要时，可加穿防水围裙或防水隔离衣。

▶▶ 穿防护服流程 ◀◀

　　1. 检查防护服是否干燥、完好、大小是否合适。

　　2. 实施手卫生。

　　3. 戴医用防护口罩，检查密闭性。

　　4. 戴一次性工作帽。

　　5. 戴第一层手套。

　　6. 穿防护服　先穿下衣、再穿上衣，戴连体帽，拉上拉链，贴好拉链外的密封条。

    7. 戴护目镜。

    8. 穿一次性靴套。

    9. 戴第二层手套，将防护服衣袖折进手套里。

    10. 穿防水隔离衣或防水围裙。

    11. 戴防护面屏。

    12. 穿鞋套。

    13. 戴长袖手套。

▶▶ 脱防护服流程 ◀◀

    1. 脱外层长袖手套。

    2. 手消毒。

    3. 脱防护面屏。

    4. 脱防水隔离衣或防水围裙。

    5. 脱鞋套。

    6. 脱第二层手套。

    7. 手消毒。

    8. 摘护目镜。

    9. 脱防护服

（1）撕开密封条。

（2）拉开拉链：将拉链拉到底。

（3）脱帽子：上提帽子，使其脱离头部。

（4）脱衣服：先脱衣袖，污染面向里，由上向下边脱边卷；全部脱下后卷成包裹状弃置于医疗废物装放容器内。

    10. 脱一次性靴套。

    11. 脱第一层手套。

    12. 手消毒。

    13. 脱一次性工作帽。

    14. 摘防护口罩。

    15. 手消毒。

▶▶ 防护注意事项 ◀◀

1. 防护服只能在规定区域内穿脱，禁止穿着防护服离开规定区域（隔离区留观病房、隔离病房和隔离重症监护病房等），离开隔离区必须严格按标准流程脱掉防护服。

2. 穿前检查防护服有无潮湿、破损，大小是否合适。

3. 接触已确诊的多个同类传染病患者时，防护服若无明显污染时可连续使用；接触疑似患者时，防护服应在接触每个患者之间进行更换。

4. 工作中，防护服如有污染或破损，应立即更换。

5. 脱防护服时动作轻柔，以减少气溶胶传播风险。

6. 禁止重复使用一次性防护服。

 ◀◀ B 防护服 3

穿医用防护服流程图

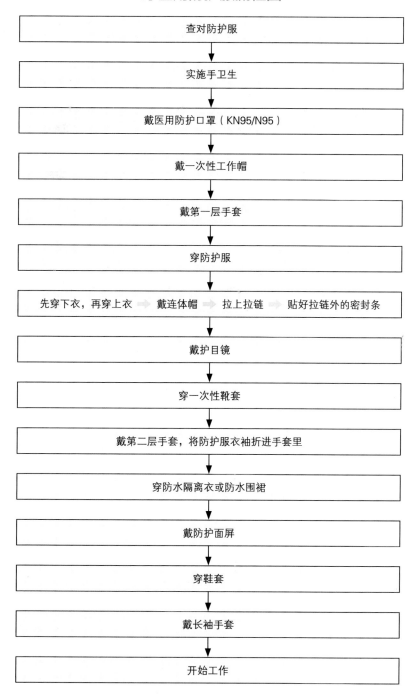

查对防护服

↓

实施手卫生

↓

戴医用防护口罩（KN95/N95）

↓

戴一次性工作帽

↓

戴第一层手套

↓

穿防护服

↓

先穿下衣，再穿上衣 ➡ 戴连体帽 ➡ 拉上拉链 ➡ 贴好拉链外的密封条

↓

戴护目镜

↓

穿一次性靴套

↓

戴第二层手套，将防护服衣袖折进手套里

↓

穿防水隔离衣或防水围裙

↓

戴防护面屏

↓

穿鞋套

↓

戴长袖手套

↓

开始工作

脱医用防护服流程图

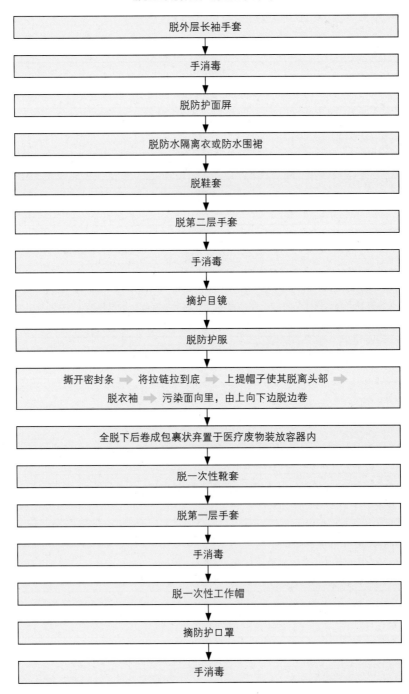

脱外层长袖手套

↓

手消毒

↓

脱防护面屏

↓

脱防水隔离衣或防水围裙

↓

脱鞋套

↓

脱第二层手套

↓

手消毒

↓

摘护目镜

↓

脱防护服

↓

撕开密封条 ➡ 将拉链拉到底 ➡ 上提帽子使其脱离头部 ➡
脱衣袖 ➡ 污染面向里，由上向下边脱边卷

↓

全脱下后卷成包裹状弃置于医疗废物装放容器内

↓

脱一次性靴套

↓

脱第一层手套

↓

手消毒

↓

脱一次性工作帽

↓

摘防护口罩

↓

手消毒

穿医用防护服示意图（一）

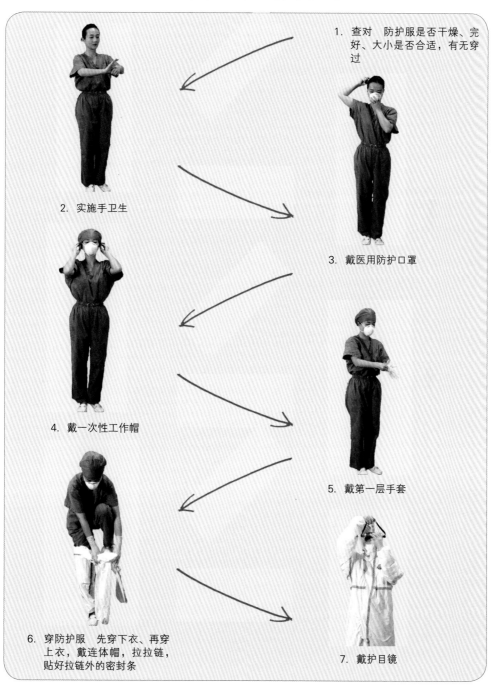

1. 查对　防护服是否干燥、完好、大小是否合适，有无穿过

2. 实施手卫生

3. 戴医用防护口罩

4. 戴一次性工作帽

5. 戴第一层手套

6. 穿防护服　先穿下衣、再穿上衣，戴连体帽，拉拉链，贴好拉链外的密封条

7. 戴护目镜

穿医用防护服示意图（二）

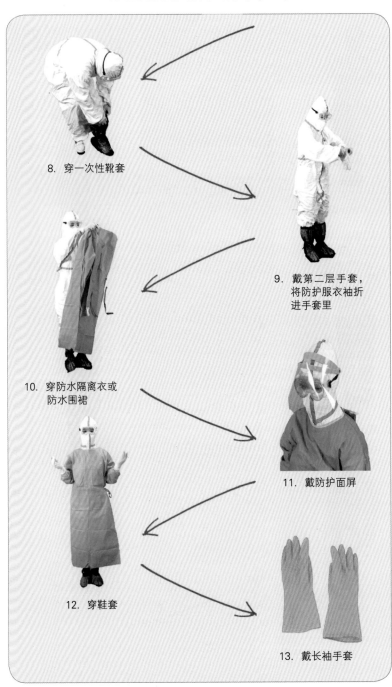

8. 穿一次性靴套

9. 戴第二层手套，将防护服衣袖折进手套里

10. 穿防水隔离衣或防水围裙

11. 戴防护面屏

12. 穿鞋套

13. 戴长袖手套

脱医用防护服示意图（一）

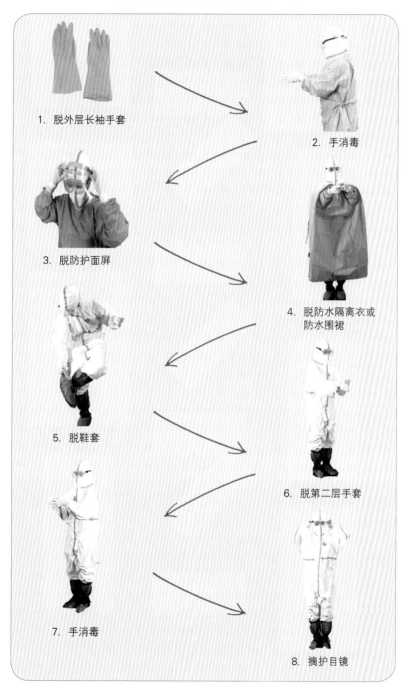

1. 脱外层长袖手套
2. 手消毒
3. 脱防护面屏
4. 脱防水隔离衣或防水围裙
5. 脱鞋套
6. 脱第二层手套
7. 手消毒
8. 摘护目镜

脱医用防护服示意图（二）

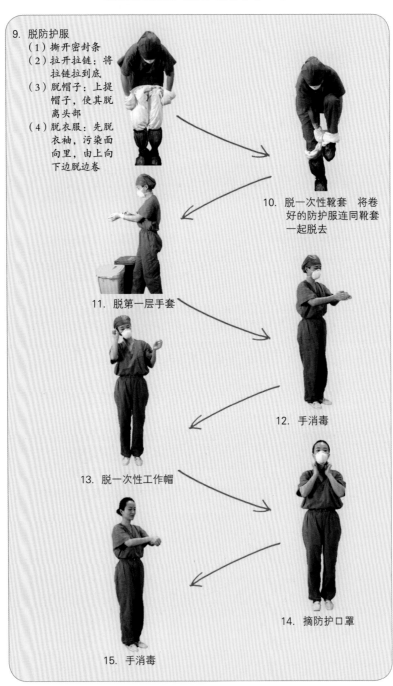

9. 脱防护服
（1）撕开密封条
（2）拉开拉链：将拉链拉到底
（3）脱帽子：上提帽子，使其脱离头部
（4）脱衣服：先脱衣袖，污染面向里，由上向下边脱边卷

10. 脱一次性靴套　将卷好的防护服连同靴套一起脱去

11. 脱第一层手套

12. 手消毒

13. 脱一次性工作帽

14. 摘防护口罩

15. 手消毒

§1.3　戴脱护目镜

护目镜是防止具有感染性的血液、体液、分泌物等喷溅到人体眼部的专用防护品。医护人员在隔离区域为患者采集呼吸道标本、气管内插管、气管切开、无创机械通气、吸痰等操作时，应佩戴护目镜。

▶▶ 操作前准备 ◀◀

1．环境准备　清洁、宽敞、明亮。
2．护士准备　着装整齐，穿戴好医用防护口罩、一次性工作帽、乳胶手套、防护服。
3．用物准备　速干手消毒剂、护目镜。

▶▶ 戴护目镜流程 ◀◀

1．七步洗手法洗手。
2．检查护目镜完好性，消毒是否合格，佩戴装置有无松懈。
3．一只手持护目镜，上压帽子下缘，下压口罩上缘。
4．另一只手将护目镜松紧带戴至枕后。
5．调节松紧度。
6．检查护目镜是否盖严帽子下缘及口罩上缘。

▶▶ 脱护目镜流程 ◀◀

1．操作完成后脱掉手套。
2．手消毒。
3．双手抓住枕后松紧带摘护目镜。
4．一次性护目镜放入医疗废物桶内，不得重复使用；可复用护目镜可参照本书§4清洁隔离技术中可复用护目镜消毒处理流程。
5．手消毒。

▶▶ 防护注意事项 ◀◀

1. 操作前注意手卫生。

2. 选取型号合适的护目镜，佩戴时，调节好松紧度，避免过松导致起雾、过紧导致器械性压力损伤。

3. 摘护目镜时不要接触护目镜外侧面（污染面）。注意需低头、闭眼，屏住呼吸，动作尽量轻柔。

4. 禁止戴着护目镜离开诊疗区域。

5. 当护目镜上的水雾影响视线而影响临床工作时，应当更换整套防护装备。

S 戴脱护目镜 4

▶▶ 附：护目镜防雾小技巧 ◀◀

1. 佩戴护目镜前，在护目镜内面滴入适量防雾剂，用纱布涂抹均匀镜片。

2. 洗洁精、洗手液、沐浴乳等含表面活性剂的物品，可降低水滴表面张力，使用护目镜前，用其涂抹护目镜表面，自然待干。

戴护目镜流程图

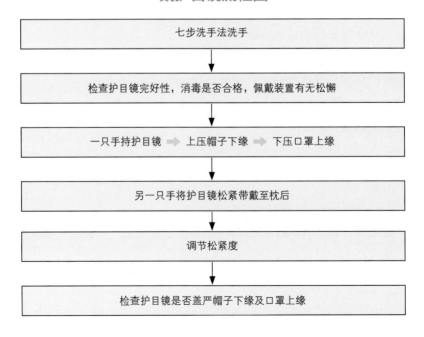

七步洗手法洗手

↓

检查护目镜完好性，消毒是否合格，佩戴装置有无松懈

↓

一只手持护目镜 ➡ 上压帽子下缘 ➡ 下压口罩上缘

↓

另一只手将护目镜松紧带戴至枕后

↓

调节松紧度

↓

检查护目镜是否盖严帽子下缘及口罩上缘

脱护目镜流程图

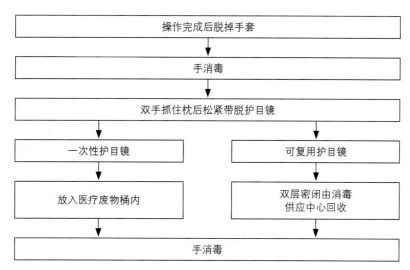

操作完成后脱掉手套
手消毒
双手抓住枕后松紧带脱护目镜

一次性护目镜	可复用护目镜
放入医疗废物桶内	双层密闭由消毒供应中心回收

手消毒

戴护目镜示意图

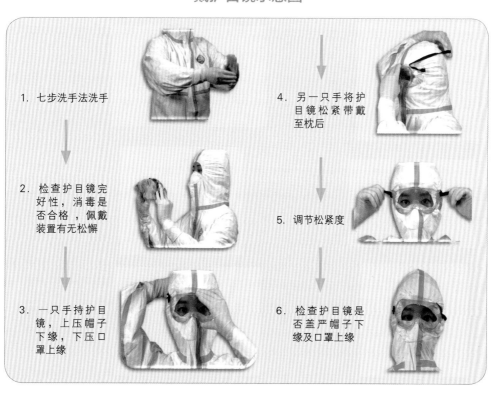

1. 七步洗手法洗手

2. 检查护目镜完好性，消毒是否合格，佩戴装置有无松懈

3. 一只手持护目镜，上压帽子下缘，下压口罩上缘

4. 另一只手将护目镜松紧带戴至枕后

5. 调节松紧度

6. 检查护目镜是否盖严帽子下缘及口罩上缘

脱护目镜示意图

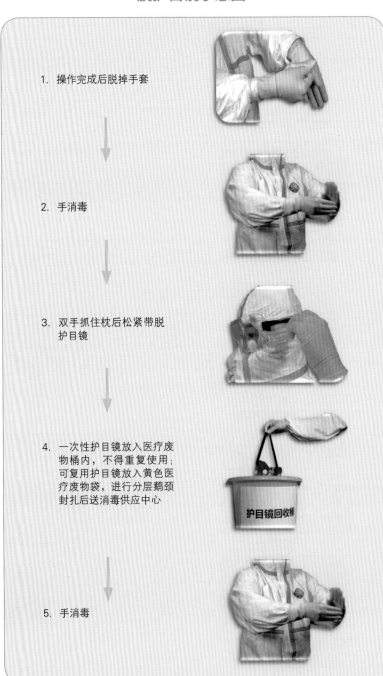

1. 操作完成后脱掉手套

2. 手消毒

3. 双手抓住枕后松紧带脱护目镜

4. 一次性护目镜放入医疗废物桶内，不得重复使用；可复用护目镜放入黄色医疗废物袋，进行分层鹅颈封扎后送消毒供应中心

   护目镜回收桶

5. 手消毒

§2

出入院环节管理

§2.1 预检分诊管理

为进一步做好新冠肺炎的预防与控制工作,有效降低医疗机构内的传播风险,切实保障全院所有医护人员及患者、家属的身体健康和生命安全,医院应在门诊、住院部入口设立预检分诊,要求严格遵照预检分诊处置流程,科学排查,同时向社会广泛宣传,增强群体防护意识和能力。

▶▶ 工作前准备 ◀◀

1. 用物准备　登记台、体温枪、乳胶手套、薄膜手套、医用外科口罩、一次性工作帽、消毒湿巾、笔、文件夹板、发热患者登记本、速干手消毒剂。

2. 护士准备　一级防护。

▶▶ 预检分诊管理流程 ◀◀

1. 各预检分诊处进出口需要单独设置。

2. 各班医护人员负责当班防护物品领取及发放,并与上一班做好用物和预检分诊情况的交接。

3. 严格按医院疫情防控的管理要求,医护人员、住院患者、住院患者陪护人员凭有效证件进入;未佩戴口罩人员不得进入医疗区域。由保安维持秩序。

4. 对所有进入医疗区人员测量体温,并详细询问流行病学史(流行病学史筛查附后),做好登记。

5. 预检分诊过程中，如有不明原因发热、咳嗽等症状者或有新冠肺炎流行病学史患者，护士应详细登记患者信息，指导其正确佩戴口罩，并引导其到发热门诊排查。

6. 每班下班前使用消毒巾擦拭仪器及桌面，整理用物，妥善存放。

7. 按时填写"预检分诊日报表"并上报。

▶▶ **防护注意事项** ◀◀

1. 所有医护人员应该严格执行医院内新冠肺炎期间相关规章制度，如"陪护探视制度""医护人员特定人群个人防护方案""防护用品岗位及区域配置使用规定"等。

2. 严格把控进入人员的通行标准。

3. 有流行病学史、有发热咳嗽症状、有呕吐腹泻等症状者，应遵守医院医疗防控方案进行处置并上报。

4. 预检分诊工作人员严格按"防护用品岗位及区域配置使用规定"做好自身防护，如自身出现疑似症状应立即上报，及时就医。

▶▶ **附：新型冠状病毒肺炎流行病学史筛查问答** ◀◀

1. 您在 14 天内有无疫情区或其他有本地病例持续传播地区旅行史或居住史？

2. 您在 14 天内有无接触过来自疫情区或其他有本地病例持续传播地区的人员，或与新型冠状病毒感染者有流行病学关联？

3. 您身边有无聚集性发热现象？

4. 您与发热、乏力或有呼吸道症状的患者有无密切接触？

5. 您或家属是否存在发热、咽痛、咳嗽等呼吸道症状或腹泻、呕吐、结膜炎等临床表现？

预检分诊管理流程图

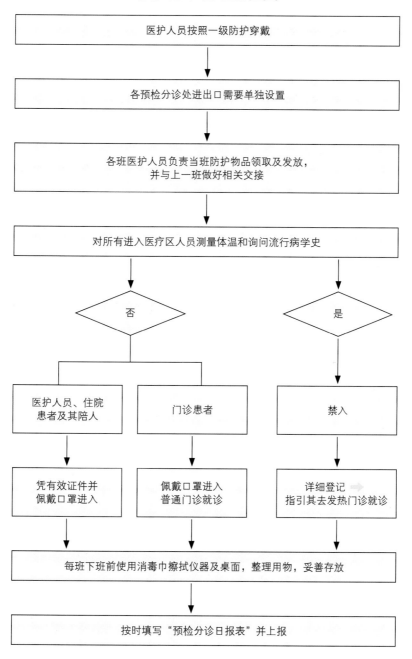

医护人员按照一级防护穿戴

各预检分诊处进出口需要单独设置

各班医护人员负责当班防护物品领取及发放，并与上一班做好相关交接

对所有进入医疗区人员测量体温和询问流行病学史

否

是

医护人员、住院患者及其陪人

门诊患者

禁入

凭有效证件并佩戴口罩进入

佩戴口罩进入普通门诊就诊

详细登记指引其去发热门诊就诊

每班下班前使用消毒巾擦拭仪器及桌面，整理用物，妥善存放

按时填写"预检分诊日报表"并上报

预检分诊管理示意图（一）

1. 工作前准备
   （1）护士准备：执行一级防护
   （2）用物准备：登记台、体温枪、乳胶手套、薄膜手套、医用外科口罩、一次性工作帽、消毒湿巾、笔、文件夹板、发热患者登记本、速干手消毒剂

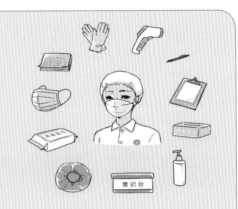

2. 工作流程
   （1）各预检分诊处进出口需要单独设置

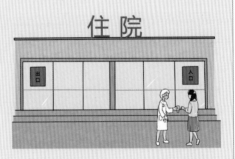

   （2）各班医护人员负责当班防护物品领取及发放，并与上一班做好用物和预检分诊情况的交接

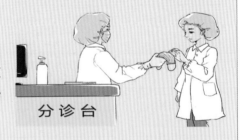

   （3）严格按医院疫情防控的管理要求，医护人员、住院患者、住院患者陪护人员凭有效证件进入；未佩戴口罩人员不得进入医疗区域。由保安维持秩序

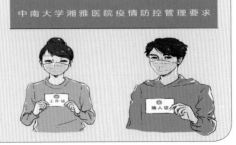

预检分诊管理示意图（二）

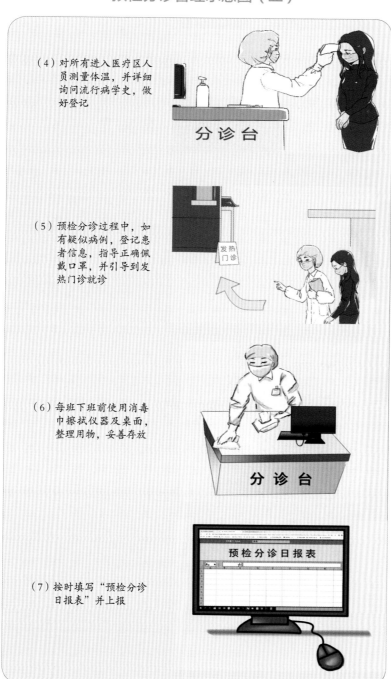

（4）对所有进入医疗区人员测量体温，并详细询问流行病学史，做好登记

分诊台

（5）预检分诊过程中，如有疑似病例，登记患者信息，指导正确佩戴口罩，并引导到发热门诊就诊

发热门诊

（6）每班下班前使用消毒巾擦拭仪器及桌面，整理用物，妥善存放

分诊台

（7）按时填写"预检分诊日报表"并上报

预检分诊日报表

§2.2　疑似患者入院护理

发热门诊及感染病科为新冠肺炎疑似患者医疗处置场所。经预检分诊筛查后，轻症疑似病例在发热门诊进行单间隔离治疗和完善相关检查，重症及危重症病例尽早收感染病科 ICU 隔离治疗。确诊新冠肺炎患者需立即转诊至当地定点医院治疗。现介绍发热门诊和感染病科疑似患者的入院护理。

▶▶ 疑似患者入院护理流程 ◀◀

1. 医护人员按工作岗位及区域做好个人防护。

2. 医护人员指导高度疑似患者正确佩戴口罩，并陪同至病房门口，协助家属办理住院手续（建议采取自助缴费方式）。

3. 患者及家属签署疫情特别告知书。

4. 办公室护士热情接待，核实患者信息，建立住院病历。

5. 安排单间病房，通知责任护士和主管医生。

6. 责任护士送患者至单间隔离病房，根据患者病情合理安排所需物品，对于危重患者立即做好抢救准备。

7. 责任护士自我介绍，核对患者信息并为其佩戴腕带。

8. 详细询问患者流行病学史，包括发病前 14 天内有无疫情区，或其他有病例报告社区的旅行史或居住史；发病前 14 天内有无接触过来自疫情区，或其他有病例报告社区的发热或有呼吸道症状的患者；聚集性发病；与新型冠状病毒感染者有无接触史。

9. 测量生命体征，完成入院评估。

10. 了解患者病情，重点关注有无发热、畏寒、乏力、腹泻、结膜充血等症状。

11. 对患者进行入院告知和相关宣教。

12. 做好入院清洁处置（修剪指甲、剃胡须等），更换病服。

13. 遵医嘱实施相关治疗和护理。

14. 对家属进行安抚，并指导居家隔离防护知识。

▶▶ 宣教要点 ◀◀

1. 病区禁止留陪人陪伴和探视，获得患者理解。

2. 未经医生同意解除隔离前，禁止出病房、串门、外出、外宿等。

3. 用物只送进不送出，出院时统一丢弃或消毒后带出。

4. 用餐、取物等生活所需由医护人员协助。

5. 按照国家医保规定，确诊新冠肺炎患者的费用全免；疑似新冠肺炎患者的费用享受常规医保报销政策。

▶▶ 防护注意事项 ◀◀

1. 医护人员在实施治疗护理时根据情况采取相应的防护。

2. 入院时关注患者的心理状态及需求，消除不良情绪。

3. 检查生活用品有无锐器，防止发生意外伤害。

疑似患者入院护理流程图

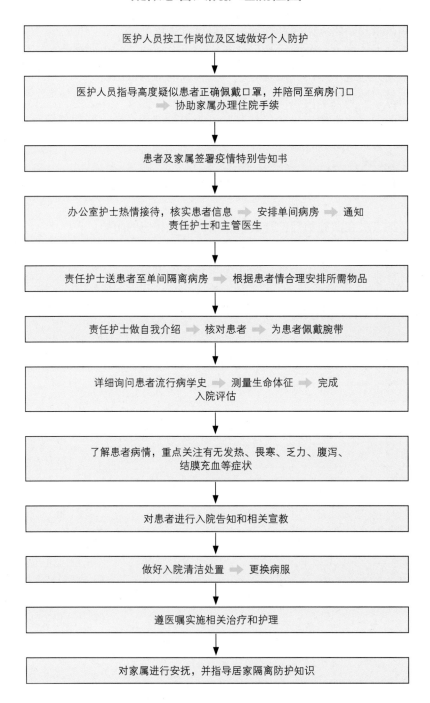

医护人员按工作岗位及区域做好个人防护

医护人员指导高度疑似患者正确佩戴口罩，并陪同至病房门口
➡ 协助家属办理住院手续

患者及家属签署疫情特别告知书

办公室护士热情接待，核实患者信息 ➡ 安排单间病房 ➡ 通知
责任护士和主管医生

责任护士送患者至单间隔离病房 ➡ 根据患者情合理安排所需物品

责任护士做自我介绍 ➡ 核对患者 ➡ 为患者佩戴腕带

详细询问患者流行病学史 ➡ 测量生命体征 ➡ 完成
入院评估

了解患者病情，重点关注有无发热、畏寒、乏力、腹泻、
结膜充血等症状

对患者进行入院告知和相关宣教

做好入院清洁处置 ➡ 更换病服

遵医嘱实施相关治疗和护理

对家属进行安抚，并指导居家隔离防护知识

疑似患者入院护理示意图

1. 医护人员做好个人防护

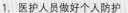
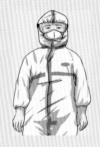

2. 指导患者正确佩戴口罩

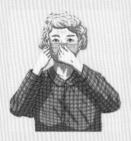

3. 签署疫情特别告知书

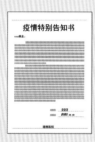

疫情特别告知书

4. 建立住院病历

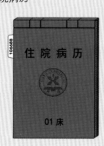

住院病历

01床

5. 安排单间病房

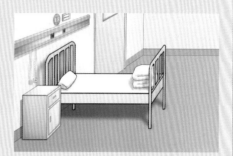

6. 核对患者信息并为其佩戴腕带

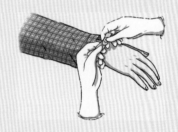

7. 询问患者流行病学史
8. 测量生命体征
9. 了解病情
10. 对患者进行入院告知和相关宣教

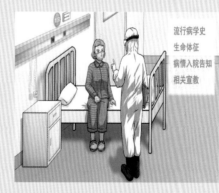

流行病学史
生命体征
病情入院告知
相关宣教

11. 做好入院清洁处置（修剪指甲、剃胡须等），更换病服
12. 遵医嘱实施相关治疗和护理
13. 对家属进行安抚，并指导居家隔离防护知识

宣教要点示意图

1. 病区禁止留陪人陪伴和探视，获得患者理解
2. 未经医生同意解除隔离前，禁止出病房、串门、外出、外宿等

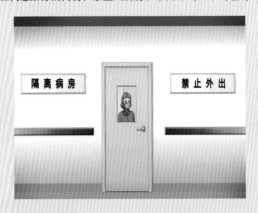

3. 用物只送进不送出，出院时统一丢弃或消毒后带出

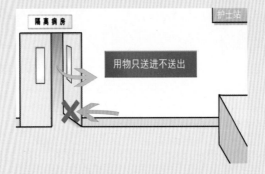

4. 医护人员协助用餐、取物等

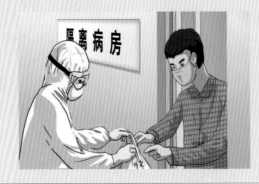

§2.3 患者院内转运

疑似或确诊新冠肺炎患者的转运应按照国家卫生健康委员会《新型冠状病毒肺炎病例转运工作方案（试行）》和《湖南省新型冠状病毒肺炎转运流程（试行第一版）》执行。

▶▶ 转运前准备 ◀◀

1. 评估患者并解释　评估患者的意识状态、病情与躯体活动能力、体重，向患者及家属解释转运的目的，取得其配合。

2. 患者准备　佩戴医用防护口罩，了解转运的配合方法，协助患者整理用物，嘱其妥善保管贵重物品。

3. 环境准备　环境宽敞，转运路线清洁、安全无障碍。

4. 医护准备　修剪指甲，执行手卫生。严格按照二级防护要求穿戴工作服、一次性工作帽、手套、防护服、医用防护口罩、护目镜或防护面屏、防水靴套。必要时，可加穿防水围裙或防水隔离衣。

5. 用物准备　轮椅／平车（双层保护罩）、棉被，必要时备简易呼吸器、氧气面罩、约束带、转运呼吸机等。

▶▶ 患者院内转运流程 ◀◀

（一）转运前

1. 指导或协助患者及家属正确佩戴一次性外科口罩。

2. 转运前，再次评估患者病情（神志、瞳孔、生命体征，管道，皮肤，静脉通路与用药）、转运设备。

3. 转出科室提前与接收科室联系，告知患者基本情况（姓名、性别、年龄等）、流行病学史、症状体征、发病日期、诊断日期、简要诊疗经过以及特殊注意事项。

4. 转出科室与后勤保障部门联系，指定专用电梯，并清洁消毒。

5. 接收科室做好收治患者的人员安排、物资、清洁消毒等准备工作。

（二）转运中

1. 转运人员确保患者体位与病情相符、管道安全，保持静脉管路通畅，用药准确，动态评估患者生命体征。

2. 转运人员防范坠床、受伤、管道脱出等不良事件的发生，并能正确处理。

3. 转运人员在转运过程中注意防护用品的保护，避免破损。

4. 后勤保障人员及时做好转运途中环境的清洁消毒，使用 1000～2000 mg/L 含氯消毒剂喷洒消毒。

5. 由专人引导并按照指定路线至指定转运交接区（中南大学湘雅医院转运路线图文附后）。

（三）转运交接

1. 转运人员与接收人员交接患者基本信息，生命体征、用药、各种管道及皮肤情况等，接收人员检查并确认。

2. 转运人员与接收人员交接患者新型冠状病毒相关检查、检验结果。

3. 转运人员与接收人员交接转运途中异常情况及随身物品。

4. 转运人员与接收人员共同在交接卡上规范签名。

（四）转运后

1. 一次性用物按新型冠状病毒医疗废物管理要求处理。

2. 转运工具及设备返回至指定地点消毒处理，使用 1000～2000 mg/L 含氯消毒剂擦拭消毒。

3. 患者转出、离开后所涉及的各临床科室（包括放射等医技科室或其他辅助科室等）对诊室、病房使用过的器具进行终末消毒。

4. 转运人员根据具体情况及时更换或处理防护用品。

▶▶ 防护注意事项 ◀◀

1. 疑似或确诊患者转运，应按照医院指定的路线由专人引导进入隔离病区。

2. 转运应遵循"路线最短、接触人员最少"的原则。

3. 转运途中应确保患者全程正确佩戴口罩。

4. 转运过程中防护用品被血液、体液、分泌物等污染或破损，应当及时更换。

患者院内转运流程图

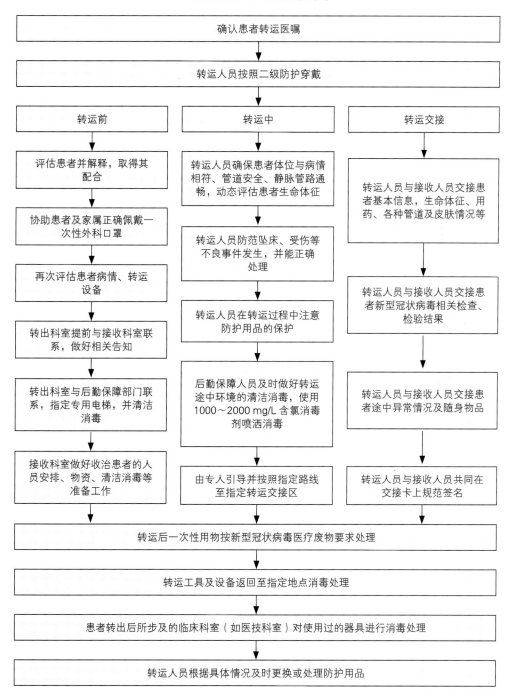

确认患者转运医嘱

转运人员按照二级防护穿戴

转运前

评估患者并解释，取得其配合

协助患者及家属正确佩戴一次性外科口罩

再次评估患者病情、转运设备

转出科室提前与接收科室联系，做好相关告知

转出科室与后勤保障部门联系，指定专用电梯，并清洁消毒

接收科室做好收治患者的人员安排、物资、清洁消毒等准备工作

转运中

转运人员确保患者体位与病情相符、管道安全、静脉管路通畅，动态评估患者生命体征

转运人员防范坠床、受伤等不良事件发生，并能正确处理

转运人员在转运过程中注意防护用品的保护

后勤保障人员及时做好转运途中环境的清洁消毒，使用1000～2000 mg/L含氯消毒剂喷洒消毒

由专人引导并按照指定路线至指定转运交接区

转运交接

转运人员与接收人员交接患者基本信息，生命体征、用药、各种管道及皮肤情况等

转运人员与接收人员交接患者新型冠状病毒相关检查、检验结果

转运人员与接收人员交接患者途中异常情况及随身物品

转运人员与接收人员共同在交接卡上规范签名

转运后一次性用物按新型冠状病毒医疗废物要求处理

转运工具及设备返回至指定地点消毒处理

患者转出后所步及的临床科室（如医技科室）对使用过的器具进行消毒处理

转运人员根据具体情况及时更换或处理防护用品

患者院内转运示意图

1. 转运前准备
   （1）用物准备：转运轮椅/平车，棉被，必要时备简易呼吸器、转运呼吸机、氧气面罩等

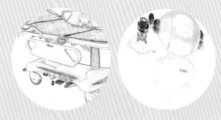

   （2）环境准备：环境宽敞，转运路线清洁、安全

   （3）患者准备：佩戴医用防护口罩，了解转运的配合方法
   （4）护士准备：执行二级防护

2. 转运流程
   （1）转运前：
   1）指导或协助患者及家属正确佩戴一次性外科口罩

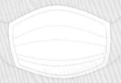

一次性外科口罩

   2）转运前，再次评估患者病情（神志、瞳孔、生命体征、管道、皮肤、静脉通路与用药）、转运设备

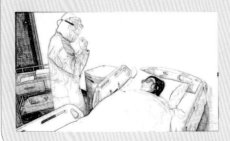

   3）转运前转出科室提前与接收科室联系，告知患者基本情况、流行病学史、症状体征、发病日期、诊断日期及简要诊疗经过
   4）转出科室与后勤保障部门联系，指定专用电梯并清洁消毒
   5）接收科室做好治患者的人员安排、物资、清洁消毒等准备工作
   （2）转运中：
   1）转运人员确保患者体位与病情相符、管道安全、保持静脉管路通畅，用药准确，动态评估患者生命体征
   2）转运人员防范坠床、受伤、管道脱出等不良事件的发生，并能正确处理
   3）转运人员在转运过程中注意防护用品的保护，避免破损
   4）后勤保障人员及时做好转运途中环境的清洁消毒，使用1000～2000 mg/L含氯消毒剂喷洒消毒
   5）由专人引导并按照指定路线至指定转运交接区
   （3）转运交接：
   1）交接患者基本信息，生命体征、用药、各种管道及皮肤情况等，接收人员检查并确认
   2）交接患者新型冠状病毒相关检查、检验结果
   3）交接转运途中异常情况及随身物品
   4）转运人员与接收人员共同在交接卡上规范签名
   （4）转运后：
   1）一次性用物按新型冠状病毒医疗废物管理要求处理
   2）转运工具及设备返回至指定地点消毒处理，使用1000～2000 mg/L含氯消毒剂擦拭消毒
   3）患者转出、离开后所涉及的各临床科室（包括放射等医技科室或其他辅助科室等）对诊室、病房使用过的器具进行终末消毒
   4）转运人员根据具体情况及时更换或处理防护用品

▶▶ 附：中南大学湘雅医院转运路线 ◀◀

中南大学湘雅医院转运路线示意图

1. A栋　经由专用电梯A7至负一楼，按指引标识至新冠楼

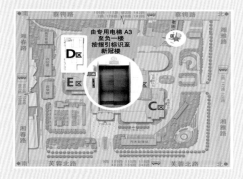

2. B栋、急诊ICU与ICU系列　经由专用电梯A11至负一楼，按指引标识至新冠楼

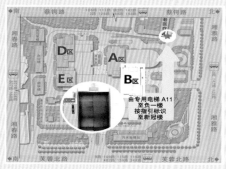

3. C栋、急诊留观室　经由专用电梯A18至负一楼，按指引标识至新冠楼

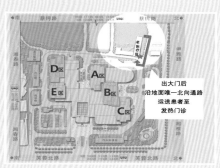

4. D栋　经由专用电梯A3至负一楼，按指引标识至新冠楼

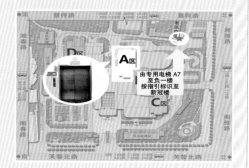

5. 老区（老外科楼、原老干楼）　出大门后沿地面唯一北向通路运送患者至发热门诊

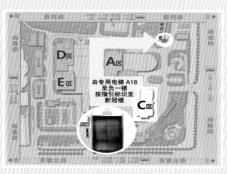

§2.4　出院护理

出院护理是指患者出院时护士对其进行的一系列护理工作。新冠肺炎患者解除隔离和出院的标准包括：①体温恢复正常 3 天以上；②呼吸道症状明显好转；③肺部影像学显示急性渗出性病变明显改善；④连续两次呼吸道病原核酸检测阴性（采样时间间隔至少 1 天）。

▶▶ 操作前准备 ◀◀

1．环境准备　清洁，宽敞。

2．用物准备　出院通知单，出院带药，速干手消毒剂。

3．护士准备　做好手卫生，戴防护口罩、一次性工作帽、护目镜，穿防护服。

▶▶ 出院流程 ◀◀

1．医生开具出院医嘱后，签署解除隔离告知书。

2．通知患者和家属出院日期，协助做好出院准备。

3．患者健康教育

（1）患者出院后，因恢复期机体免疫功能低下，有感染其他病原体风险，建议应继续进行 14 天居家隔离，佩戴口罩，做好自我健康状况监测。

（2）有条件者居住在通风良好的单人房间，减少与家人的近距离密切接触，分餐饮食。

（3）做好手卫生，注意咳嗽礼仪，避免外出活动。

（4）用药指导。

（5）在出院后第 2 周、第 4 周到医院随访、复诊。

4．家属健康教育

（1）固定一位身体健康状况良好且没有慢性疾病的家属照顾患者，拒绝一切探访。

（2）家庭成员应住在不同房间，如条件不允许，和患者至少保持 1 m 距离。

（3）家属需戴口罩，注意咳嗽礼仪，及时做好手卫生。

（4）照顾患者时，戴一次性手套，避免直接或间接接触患者接触过的物品，清理的垃圾放入指定位置。

（5）使用含有稀释漂白剂（漂白剂：水 =1∶99）的普通家用消毒剂，每天清洁、消毒经常触碰的物品。每天至少清洁、消毒浴室和厕所表面一次。

（6）每天开窗通风 2 次，每次≥ 30 分钟。

（7）使用普通洗衣皂和清水清洗患者衣物、床单、浴巾、毛巾等用物，或者用带加热功能的洗衣机以 60 ℃～90 ℃和普通家用洗衣液清洗，然后完全干燥上述物品。

（8）家属进行自我健康状况监测。

（9）注意患者情绪变化，针对性地安慰和鼓励，增进患者康复信心，以减轻患者因离开医院而产生的恐惧和焦虑。

5. 征求患者及家属对医院治疗、护理等各项工作的意见，以便不断提高医疗护理质量。

6. 处理医疗护理文书

（1）停止一切医嘱。

（2）撤去"患者一览表"上的信息卡和床头信息卡。

（3）填写出院患者登记本。

（4）按医嘱核对、发放出院带药。

（5）在体温单相应出院日期和时间栏内填写出院时间。

（6）填写患者出院护理记录。

（7）按《新型冠状病毒肺炎患者住院病历管理暂行方法》保存。

7. 患者的护理

（1）协助患者或家属办理出院手续。

（2）协助患者整理用物，归还寄存物品。

（3）协助患者解除腕带标识，更换干净衣服。

▶▶ 出院后处理 ◀◀

1. 病室空气、环境、床单位、用物按《新型冠状病毒肺炎的感染防护与消毒隔离技术指南》要求进行终末消毒。

2. 铺好备用床。

▶▶ **防护注意事项** ◀◀

1. 定点医院要做好与患者居住地基层医疗机构间的联系，共享病历资料。
2. 及时将出院患者信息推送至患者辖区或居住地居委会和基层医疗卫生机构。
3. 做好出院患者回访工作。

出院护理流程图

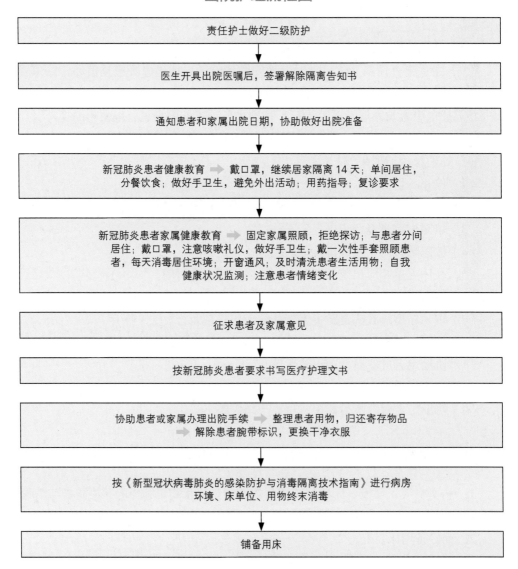

责任护士做好二级防护

⬇

医生开具出院医嘱后，签署解除隔离告知书

⬇

通知患者和家属出院日期，协助做好出院准备

⬇

新冠肺炎患者健康教育 ➡ 戴口罩，继续居家隔离 14 天；单间居住，分餐饮食；做好手卫生，避免外出活动；用药指导；复诊要求

⬇

新冠肺炎患者家属健康教育 ➡ 固定家属照顾，拒绝探访；与患者分间居住；戴口罩，注意咳嗽礼仪，做好手卫生；戴一次性手套照顾患者，每天消毒居住环境；开窗通风；及时清洗患者生活用物；自我健康状况监测；注意患者情绪变化

⬇

征求患者及家属意见

⬇

按新冠肺炎患者要求书写医疗护理文书

⬇

协助患者或家属办理出院手续 ➡ 整理患者用物，归还寄存物品 ➡ 解除患者腕带标识，更换干净衣服

⬇

按《新型冠状病毒肺炎的感染防护与消毒隔离技术指南》进行病房环境、床单位、用物终末消毒

⬇

铺备用床

出院护理示意图（一）

1. 操作前准备
　（1）环境准备：清洁，宽敞
　（2）用物准备：出院通知单，出院带药，
　　　速干手消毒剂
　（3）护士准备：做好手卫生，戴防护口罩、
　　　一次性工作帽、护目镜，穿防护服

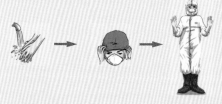

2. 操作流程
　（1）医生开具出院医嘱后，签署解除隔离
　　　告知书

　（2）通知患者和家属出院日期，协助做好
　　　出院准备
　（3）患者健康教育：
　　1）出院后，应继续进行 14 天居家隔离，
　　　佩戴口罩，做好自我健康状况监测

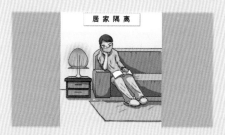

　　2）有条件者居住单人房间，减少与家人
　　　密切接触，分餐饮食

3）做好手卫生，注意咳嗽礼仪，避免外
　出活动

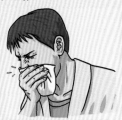

4）用药指导

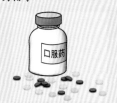

5）在出院后第 2 周、第 4 周到医院随
　访、复诊

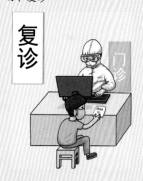

（4）家属健康教育：
　1）固定家属照顾患者，拒绝一切探访

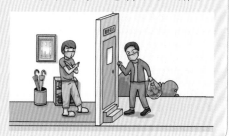

出院护理示意图（二）

2）家庭成员应住在不同房间，如条件不允许，和患者至少保持1m距离

3）家属需戴口罩，注意咳嗽礼仪，及时做好手卫生

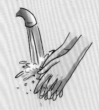

4）照顾患者时，戴一次性手套，患者产生的垃圾放在指定位置

5）使用稀释漂白剂（漂白剂：水=1:99）清洁、消毒常触碰的物品。每天至少清洁、消毒浴室和厕所表面一次

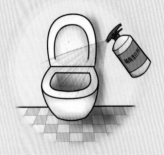

6）每天开窗通风2次，每次≥30分钟

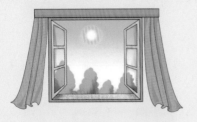

7）洗衣液清洗衣物、床单后完全晾干

8）家属进行自我健康状况监测

9）注意患者情绪变化，针对性地安慰和鼓励，增加患者康复信心

（5）满意度调查

（6）处理医疗护理文书：

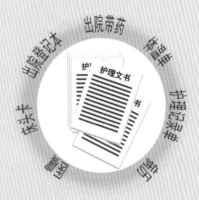

1）停止一切医嘱

2）撤去"患者一览表"上的信息卡和床头信息卡

3）填写出院患者登记本

4）按医嘱核对、发放出院带药

5）在体温单相应出院日期和时间栏内填写出院时间

6）填写患者出院护理记录

7）按《新型冠状病毒肺炎患者住院病历管理暂行方法》保存

（7）协助患者解除腕带标识，更换干净衣服

（8）协助患者整理用物，归还寄存物品

（9）协助患者或家属办理出院手续

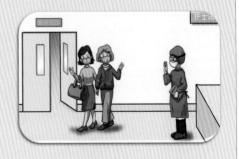

常用护理操作技术

§3.1 静脉留置针输液

　　静脉输液是将大量无菌溶液或药物直接输入静脉的治疗方法。输液之前，护理人员需要遵医嘱建立静脉通道。在进行操作时，要安全实施并做好安全防护，有效防止新型冠状病毒感染。

　　给疑似或确诊新型冠状病毒肺炎患者进行静脉输液时，可能会被患者的血液、体液、分泌物喷溅，操作者必须严格执行二级及以上防护。

▶▶ 操作前准备 ◀◀

　　1. 护士准备　修剪指甲，做好手卫生，穿戴好工作服、一次性工作帽、乳胶手套、防护服、KN95/N95 及以上颗粒物防护口罩或医用防护口罩或动力送风过滤式呼吸器、护目镜或防护面屏、防水靴套、鞋套。必要时，可加穿防水围裙或防水隔离衣。

　　2. 用物准备　①治疗车上层：输液卡、输液记录单、注射盘、无菌盘、速干手消毒剂、静脉留置针所需相关无菌物品。②治疗车下层：医疗废物桶、锐器盒。③巡回护士按照医嘱备好药物。

　　3. 环境准备　室温适宜、光线充足、环境安静，必要时用屏风或围帘遮挡。

▶▶ 静脉留置针输液流程 ◀◀

　　1. 治疗护士核对医嘱，检查药物。

2．核对患者信息并解释静脉输液的目的、方法、注意事项及配合要点。协助排尿或排便；评估穿刺部位，取合适体位。

3．再次核对输液卡和药液，排尽输液器内空气。

4．选择合适的静脉，系压脉带，消毒皮肤，连接留置针并排尽套管内空气。嘱患者握拳，针头与皮肤呈 15°～30°，见回血后压低角度顺静脉再继续进针 0.2 cm，后撤针芯约 0.5 cm，将针芯与外套管一起送入静脉内。

5．松开止血带，嘱患者松拳，确认液体滴入通畅后拔出全部针芯置锐器盒中，用无菌透明敷贴固定导管。

6．调节输液速度，注明留置日期、时间及留置人。

7．再次核对。

8．协助患者取舒适卧位，整理床单位。

9．脱外层手套，实施手卫生并记录。

▶▶ 防护注意事项 ◀◀

1．严格执行无菌操作技术原则。

2．如果接触了患者血液、体液、分泌物或排泄物，应及时更换外层乳胶手套。

静脉留置针输液流程图

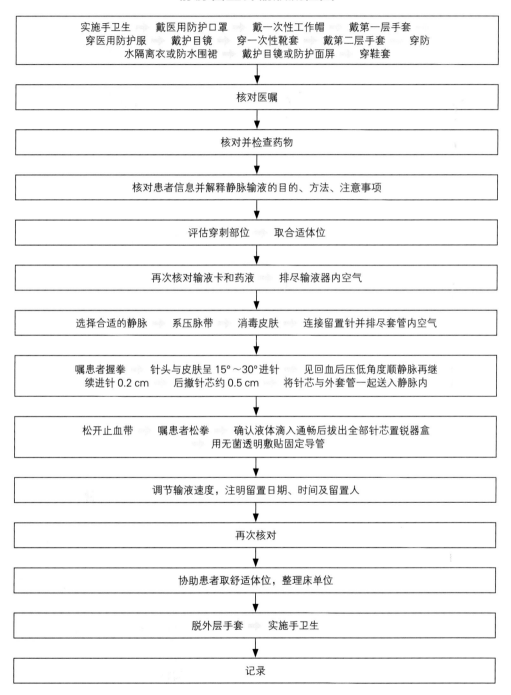

实施手卫生　　戴医用防护口罩　　戴一次性工作帽　　戴第一层手套　穿医用防护服　　戴护目镜　　穿一次性靴套　　戴第二层手套　　穿防水隔离衣或防水围裙　　戴护目镜或防护面屏　　穿鞋套

核对医嘱

核对并检查药物

核对患者信息并解释静脉输液的目的、方法、注意事项

评估穿刺部位　　取合适体位

再次核对输液卡和药液　　排尽输液器内空气

选择合适的静脉　　系压脉带　　消毒皮肤　　连接留置针并排尽套管内空气

嘱患者握拳　　针头与皮肤呈 15°～30° 进针　　见回血后压低角度顺静脉再继续进针 0.2 cm　　后撤针芯约 0.5 cm　　将针芯与外套管一起送入静脉内

松开止血带　　嘱患者松拳　　确认液体滴入通畅后拔出全部针芯置锐器盒用无菌透明敷贴固定导管

调节输液速度，注明留置日期、时间及留置人

再次核对

协助患者取舒适体位，整理床单位

脱外层手套　　实施手卫生

记录

§3.2 注射给药法

注射给药法是将无菌药液注入体内，以达到预防和治疗疾病的目的的方法。常用的注射给药法包括皮内注射、皮下注射、肌内注射及静脉注射。

给疑似或确诊新型冠状病毒肺炎患者进行注射给药时，可能会被患者的血液、体液、分泌物喷溅，操作者必须严格执行二级及以上防护。

▶▶ 操作前准备 ◀◀

1. 护士准备　穿戴好工作服、一次性工作帽、乳胶手套、防护服、KN95/N95 及以上颗粒物防护口罩或医用防护口罩或动力送风过滤式呼吸器、护目镜或防护面屏、防水靴套、鞋套。必要时，可加穿防水围裙或防水隔离衣。

2. 用物准备　①治疗车上层：医嘱卡、注射盘、无菌盘、速干手消毒剂、各类注射给药所需相关无菌物品。②治疗车下层：医疗废物桶、锐器盒。

3. 环境准备　室温适宜、光线充足、环境安静，必要时用屏风或围帘遮挡。

▶▶ 注射给药法操作流程 ◀◀

1. 巡回护士遵医嘱备好需注射的药物；治疗护士核对医嘱，检查药物。

2. 核对患者信息并解释注射目的、方法、注意事项及配合要点。协助患者排尿或排便；评估注射部位，取合适体位。

3. 根据不同注射法进行操作

（1）皮内注射：床旁核对→定位消毒→核对排气→与皮肤呈 5°进针→推注 0.1 ml 药液使局部隆起皮丘→拔针→观察→再次核对→垃圾分类处理→协助患者取舒适体位→脱外层手套→实施手卫生→20 分钟后观察结果（皮内试验结果需双人判断）→记录。

（2）皮下注射：床旁核对→定位消毒→核对排气→与皮肤呈 30°～40°进针，将针芯的 1/2～2/3 快速刺入皮下→拔针按压→再次核对→垃圾分类处理→协助患者取舒适体位→脱外层手套→实施手卫生→记录。

（3）肌内注射：床旁核对→安置体位→定位消毒→核对排气→垂直将针芯的

1/2~2/3 快速刺入皮下→拔针按压→再次核对→垃圾分类处理→协助患者取舒适体位→脱外层手套→实施手卫生→记录。

（4）静脉注射：床旁核对→定位消毒→核对排气→与皮肤呈 15°～30° 进针，见回血后进针少许→固定→抽回血后缓慢推注药液→推注完毕拔针按压→再次核对→垃圾分类处理→协助患者取舒适体位→脱外层手套→实施手卫生→记录。

▶▶ 防护注意事项 ◀◀

1. 严格执行无菌操作技术原则。

2. 严格遵照操作流程，防止针刺伤。如有发生，按职业暴露处置流程处理。

3. 操作中严防锐器损伤防护用品，降低操作者感染的风险。

4. 操作中如果接触了患者血液、体液、分泌物或排泄物，应及时更换外层乳胶手套。

注射给药法操作流程图

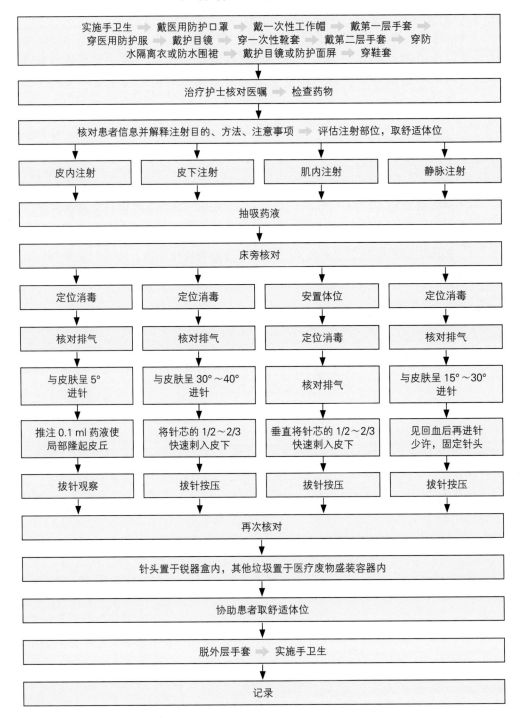

实施手卫生 → 戴医用防护口罩 → 戴一次性工作帽 → 戴第一层手套 →
穿医用防护服 → 戴护目镜 → 穿一次性靴套 → 戴第二层手套 → 穿防
水隔离衣或防水围裙 → 戴护目镜或防护面屏 → 穿鞋套

治疗护士核对医嘱 → 检查药物

核对患者信息并解释注射目的、方法、注意事项 → 评估注射部位，取舒适体位

| 皮内注射 | 皮下注射 | 肌内注射 | 静脉注射 |

抽吸药液

床旁核对

定位消毒	定位消毒	安置体位	定位消毒
核对排气	核对排气	定位消毒	核对排气
与皮肤呈 5°进针	与皮肤呈 30°~40°进针	核对排气	与皮肤呈 15°~30°进针
推注 0.1 ml 药液使局部隆起皮丘	将针芯的 1/2~2/3 快速刺入皮下	垂直将针芯的 1/2~2/3 快速刺入皮下	见回血后再进针少许，固定针头
拔针观察	拔针按压	拔针按压	拔针按压

再次核对

针头置于锐器盒内，其他垃圾置于医疗废物盛装容器内

协助患者取舒适体位

脱外层手套 → 实施手卫生

记录

注射给药法操作示意图

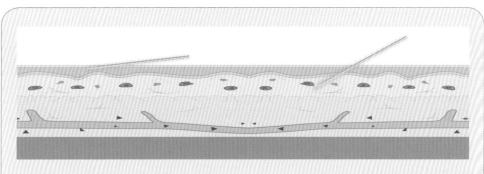

1. 皮内注射 核对→消毒→核对→排气
→5° 进针→无回血→推注 0.1 ml 药液使
局部隆起皮丘→拔针→观察→核对→垃圾
分类处理→协助患者取舒适体位→脱手套
→实施手卫生→ 20 分钟后观察结果（双
人判断）→记录

2. 皮下注射 核对→消毒→核对→排气
→与皮肤呈 30°～40° 进针，将针芯的
1/2～2/3 快速刺入皮下→无回血→推注
→拔针按压→核对→垃圾分类处理→协助
患者取舒适体位→脱手套→实施手卫生→
记录

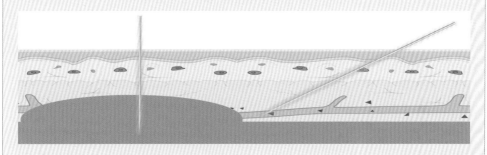

3. 肌内注射 核对→安置体位→消毒→核对
→排气→垂直将针芯的 1/2～2/3 快速刺
入皮下→无回血→推注→拔针按压→核对
→垃圾分类处理→协助患者取舒适体位→
脱手套→实施手卫生→记录

4. 静脉注射 核对→消毒→核对→排气→与
皮肤呈 15°～30° 进针，见回血后进针少
许→固定→抽回血后缓慢推注药液→拔针
按压→核对→垃圾分类处理→协助患者取
舒适体位→脱手套→实施手卫生→记录

§3.3 密闭式吸痰技术

吸痰技术是重症患者常用的无菌操作技术之一，操作过程中可能发生职业暴露。密闭式吸痰可降低因断开呼吸机回路造成的肺泡塌陷，减少大量飞沫、气溶胶排放。为了降低医护人员感染风险的发生，湘雅医院参照《新型冠状病毒肺炎诊疗方案（试行第五版）》标准，在常规密闭式吸痰操作基础上，重点对感染防护措施加以改进，制定密闭式吸痰及防护操作流程。

▶▶ 操作前准备 ◀◀

1. 护士准备　执行三级防护，除按二级防护外加戴头罩，或将医用防护口罩、护目镜或防护面罩换为全面具或更高级别带电动送风过滤式呼吸器。

2. 患者准备　取合适体位。

3. 用物准备　生理盐水 500 ml（注明吸痰冲管用）、一次性输液管、密闭式吸痰管、气囊测压表、手电筒、速干手消毒剂、医疗废物桶、一次性无菌巾、防护用具（一次性防护面屏或一次性自制防护罩）等。

4. 环境准备　环境整洁、安静、明亮。

▶▶ 操作评估 ◀◀

评估基本情况、呼吸情况、管道情况、解释配合。

▶▶ 密闭式吸痰操作流程 ◀◀

1. 核对医嘱、患者信息、床头卡、手腕带。

2. 向患者解释操作目的，取得其配合。

3. 评估气管导管的气囊压力、深度及口鼻黏膜是否完好。

4. 做好防喷溅措施（措施 1：为患者佩戴一次性防护面屏；措施 2：使用自制防护罩；措施 3：气管切开术患者可予戴口罩，以防患者经口腔喷溅分泌物）。

5. 七步洗手法洗手。

6. 打开密闭式吸痰管外包装。

7. 将患者气管导管接头端与气管内插管相连接。

8. 将呼吸回路接头与呼吸机管路连接，保持氧气通畅。

9. 用无菌生理盐水清洗连接管座，调节负压，一般成人 40.0～53.3 kPa；小儿 <40.0 kPa。

10. 连接密闭式吸痰管机器端与负压吸引管。

11. 打开双工位开关。

12. 护士站在患者头端，避开患者气管导管口，保持距离，防止分泌物喷溅。

13. 一只手固定气管内插管，另一只手将吸痰管插入所需深度，按负压控制手柄的同时将吸痰管慢慢回抽。密切观察患者的反应，如面色、呼吸、心率、血压等，观察吸出液的色、质、量。

14. 吸除痰液后，将密闭式吸痰管退至指定刻度。

15. 关闭双工位开关，按负压，用生理盐水冲洗吸痰管。

16. 分离负压，扣住护帽，将机器端置入无菌治疗巾内。关闭负压。

17. 为患者擦拭口鼻分泌物。

18. 七步洗手法洗手。

19. 取舒适体位，整理床单位。

▶▶ **防护注意事项** ◀◀

1. 结合新冠肺炎患者临床表现按需吸痰，首选密闭式吸痰方式，吸痰前、后可给予 2 分钟纯氧吸入。

2. 采取浅吸痰方式进行操作，每次吸痰应 <15 秒。

3. 在操作过程中，如遇到防护设备破损时，应遵照防护设备破损应急预案处理。

4. 24 小时需更换。

◀◀ S 密闭式吸痰管的使用 5

◀◀ B 吸痰 6

密闭式吸痰流程图

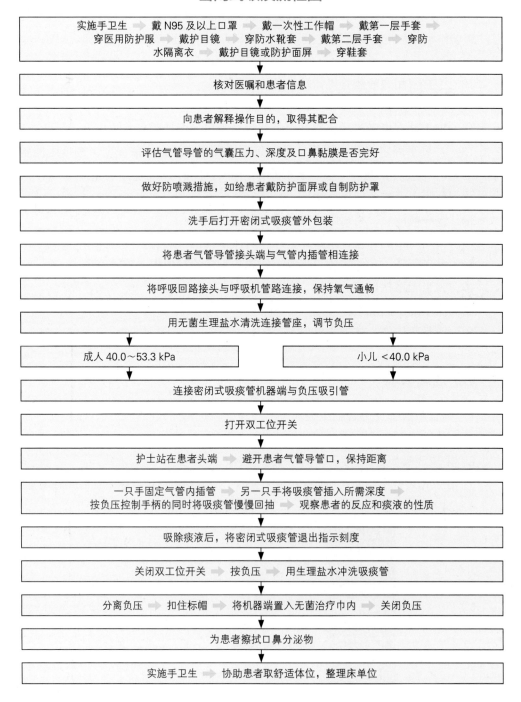

实施手卫生 ➡ 戴 N95 及以上口罩 ➡ 戴一次性工作帽 ➡ 戴第一层手套 ➡ 穿医用防护服 ➡ 戴护目镜 ➡ 穿防水靴套 ➡ 戴第二层手套 ➡ 穿防水隔离衣 ➡ 戴护目镜或防护面屏 ➡ 穿鞋套

核对医嘱和患者信息

向患者解释操作目的，取得其配合

评估气管导管的气囊压力、深度及口鼻黏膜是否完好

做好防喷溅措施，如给患者戴防护面屏或自制防护罩

洗手后打开密闭式吸痰管外包装

将患者气管导管接头端与气管内插管相连接

将呼吸回路接头与呼吸机管路连接，保持氧气通畅

用无菌生理盐水清洗连接管座，调节负压

| 成人 40.0～53.3 kPa | 小儿 <40.0 kPa |

连接密闭式吸痰管机器端与负压吸引管

打开双工位开关

护士站在患者头端 ➡ 避开患者气管导管口，保持距离

一只手固定气管内插管 ➡ 另一只手将吸痰管插入所需深度 ➡ 按负压控制手柄的同时将吸痰管慢慢回抽 ➡ 观察患者的反应和痰液的性质

吸除痰液后，将密闭式吸痰管退出指示刻度

关闭双工位开关 ➡ 按负压 ➡ 用生理盐水冲洗吸痰管

分离负压 ➡ 扣住标帽 ➡ 将机器端置入无菌治疗巾内 ➡ 关闭负压

为患者擦拭口鼻分泌物

实施手卫生 ➡ 协助患者取舒适体位，整理床单位

密闭式吸痰示意图（一）

1. 操作前准备
   （1）护士准备：执行三级防护，除按二级防护外加戴头罩，或将医用防护口罩、护目镜或防护面罩换为全面具或更高级别带电动送风过滤式呼吸器
   （2）患者准备：取合适体位
   （3）用物准备：生理盐水 500 ml（注明吸痰冲管用）、一次性输液管、密闭式吸痰管、气囊测压表、手电筒、速干手消毒剂、医疗废物桶、一次性无菌巾、防护用具（一次性防护面屏或一次性自制防护罩）等

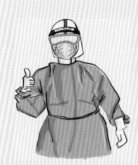
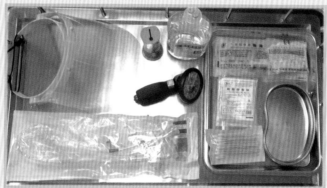

   （4）环境准备：环境整洁、安静、明亮
2. 操作流程
   （1）核对医嘱、患者信息
   （2）向患者解释操作目的，取得其配合
   （3）评估气管导管的气囊压力、深度及口鼻黏膜是否完好

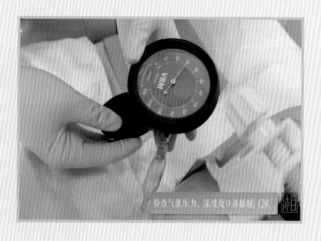

检查气囊压力、深度及口鼻黏膜 OK

密闭式吸痰示意图（二）

（4）做好防喷溅措施

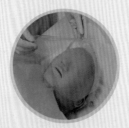 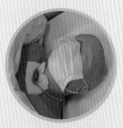 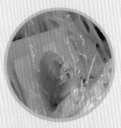

护目屏　　　　　　　可收缩防护头罩　　　　气管切开术患者戴口罩

（5）七步洗手法洗手
（6）打开密闭式吸痰管外包装

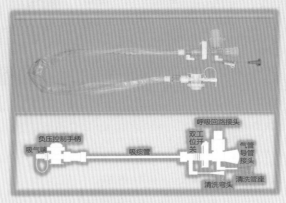

密闭式吸痰管（实物及示意图）

（7）将患者气管导管接头端与气管内插管相连接
（8）将呼吸回路接头与呼吸机管路连接，保持氧气通畅
（9）用无菌生理盐水清洗连接管座，调节负压，一般成人 40.0～53.3 kPa；小儿 <40.0 kPa
（10）连接密闭式吸痰管机器端与负压吸引管
（11）打开双工位开关
（12）护士站在患者头端，避开患者气管导管口，保持距离，防止分泌物喷溅
（13）一只手固定气管内插管，另一只手将吸痰管插入所需深度，按负压控制手柄的同时，将吸痰管慢慢回抽。密切观察患者的反应，如面色、呼吸、心率、血压等，观察吸出液的色、质、量
（14）吸除痰液后，将密闭式吸痰管退至指定刻度
（15）关闭双工位开关，按负压，用生理盐水冲洗吸痰管
（16）分离负压，扣住护帽，将机器端置入无菌治疗巾内。关闭负压
（17）为患者擦拭口鼻分泌物
（18）七步洗手法洗手
（19）协助患者取舒适体位，整理床单位

§3.4 静脉采血技术

用于抗体检测的血清标本尽量采集急性期、恢复期双份血清。第一份血清应尽早（最好在发病后 7 天内）采集，第二份血清应在发病后第 3～4 周采集。采集量 5 ml，建议使用无抗凝血药的真空采血管。

▶▶ **操作前准备** ◀◀

1. 评估患者并解释操作目的，取得其配合。

2. 患者准备　①了解静脉血标本采集的目的、方法、注意事项及配合要点；②体位舒适，暴露穿刺部位。

3. 环境准备　室温适宜、光线充足、环境安静，必要时用屏风或围帘遮挡。

4. 巡回护士和治疗护士准备　着工作服，修剪指甲，洗手，穿戴一次性工作帽、手套、防护服、KN95/N95 及以上颗粒物防护口罩或医用防护口罩或动力送风过滤式呼吸器、护目镜或防护面屏、防水靴套。必要时，可加穿防水围裙或防水隔离衣。

5. 巡回护士准备用物　①治疗车上层：注射盘、检验申请单、条形码、棉签、消毒剂、止血带、一次性垫巾、胶布、弯盘、速干手消毒剂、真空采血管、一次性采血针、"新型冠状病毒排查"标签、"新型冠状病毒相关检验项目专用"标签，一次性透明密封袋。②治疗车下层：医疗废物桶、锐器盒。

▶▶ **静脉采血流程** ◀◀

1. 巡回护士核对医嘱、检验单、检验条码，选择适当的标本容器。贴条码和"新型冠状病毒排查"标签。

2. 巡回护士推治疗车到隔离病房门口。

3. 巡回护士检查治疗护士的防护措施（防护措施是否到位，防护服是否破损、是否有可见血液体液污染），协助戴面屏。

4. 治疗护士进入隔离病房后核对患者信息并解释静脉采血的目的、方法、注意事项及配合要点。巡回护士在外等候，并准备好一次性透明密封袋。

5. 治疗护士按静脉采血流程完成操作　选择静脉，消毒皮肤，系止血带，二次核对后采血；再次核对检验申请单、患者信息、标本。

6．整理床单位和用物，协助患者取舒适体位。

7．治疗护士开门将血标本放入巡回护士已经打开的一次性透明密封袋中后，巡回护士立即将密封袋封口。

8．巡回护士对治疗护士双手使用 75% 乙醇喷洒消毒。

9．巡回护士打开准备好的黄色医疗废物袋，治疗护士将面屏取下后放入废物袋中。

10．巡回护士协助治疗护士脱下防水隔离衣、脱外层手套和鞋套，弃入医疗废物桶。

11．巡回护士协助治疗护士更换防水隔离衣或防水围裙、手套、鞋套。

12．巡回护士将标本立即送检　用一次性透明密封袋封存，放于黄色垃圾袋中，扎紧，确认无渗漏。外贴"新型冠状病毒相关检验项目专用"标签，在标签上填写科室、送检日期、时间、标本数量并签名。

13．巡回护士手消毒，记录并签字

▶▶ 防护注意事项 ◀◀

1．本流程是在常规静脉采血操作基础上制定，适用于为疑似/确诊新冠肺炎患者静脉采血的医护人员。

2．防护用品被患者血液、体液、分泌物及排泄物等污染时，应立即更换。

3．隔离病房医护人员进出随手关门。

4．采集好的血标本放入密封袋内，手不要触及密封袋。

5．如可重复使用的防护面屏双层密闭后，由消毒供应中心回收；一次性使用的防护面屏，置于医疗废物桶内，不得重复使用。

 ◀◀ B 采血 7

静脉采血流程图

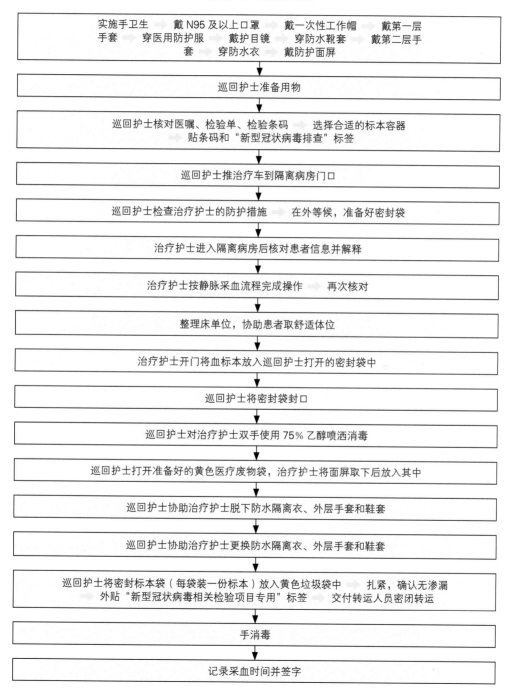

实施手卫生 ➡ 戴 N95 及以上口罩 ➡ 戴一次性工作帽 ➡ 戴第一层手套 ➡ 穿医用防护服 ➡ 戴护目镜 ➡ 穿防水靴套 ➡ 戴第二层手套 ➡ 穿防水衣 ➡ 戴防护面屏

↓

巡回护士准备用物

↓

巡回护士核对医嘱、检验单、检验条码 ➡ 选择合适的标本容器 ➡ 贴条码和"新型冠状病毒排查"标签

↓

巡回护士推治疗车到隔离病房门口

↓

巡回护士检查治疗护士的防护措施 ➡ 在外等候，准备好密封袋

↓

治疗护士进入隔离病房后核对患者信息并解释

↓

治疗护士按静脉采血流程完成操作 ➡ 再次核对

↓

整理床单位，协助患者取舒适体位

↓

治疗护士开门将血标本放入巡回护士打开的密封袋中

↓

巡回护士将密封袋封口

↓

巡回护士对治疗护士双手使用 75% 乙醇喷洒消毒

↓

巡回护士打开准备好的黄色医疗废物袋，治疗护士将面屏取下后放入其中

↓

巡回护士协助治疗护士脱下防水隔离衣、外层手套和鞋套

↓

巡回护士协助治疗护士更换防水隔离衣、外层手套和鞋套

↓

巡回护士将密封标本袋（每袋装一份标本）放入黄色垃圾袋中 ➡ 扎紧，确认无渗漏 ➡ 外贴"新型冠状病毒相关检验项目专用"标签 ➡ 交付转运人员密闭转运

↓

手消毒

↓

记录采血时间并签字

静脉采血示意图（一）

1. 操作前准备
   （1）巡回护士和治疗护士准备：二级及以上防护
   （2）环境准备：室温适宜、光线充足、环境安静，必要时用屏风或围帘遮挡
   （3）巡回护士准备用物：静脉采血相关一次性无菌用品、"新型冠状病毒排查"标签、"新型冠状病毒相关检验项目专用"标签，一次性透明密封袋、医疗废物桶、锐器盒

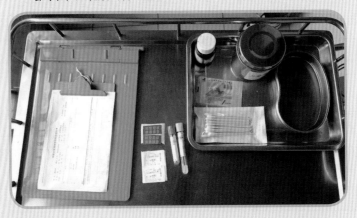

2. 操作流程
   （1）隔离病房外巡回护士：

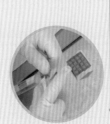

贴条码和"新型冠状病毒排查"标签

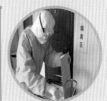

核对医嘱

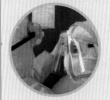

协助治疗护士戴面屏，检查治疗护士的防护措施

静脉采血示意图（二）

（2）隔离病房内治疗护士：

（3）隔离病房门口治疗与巡回护士交接：

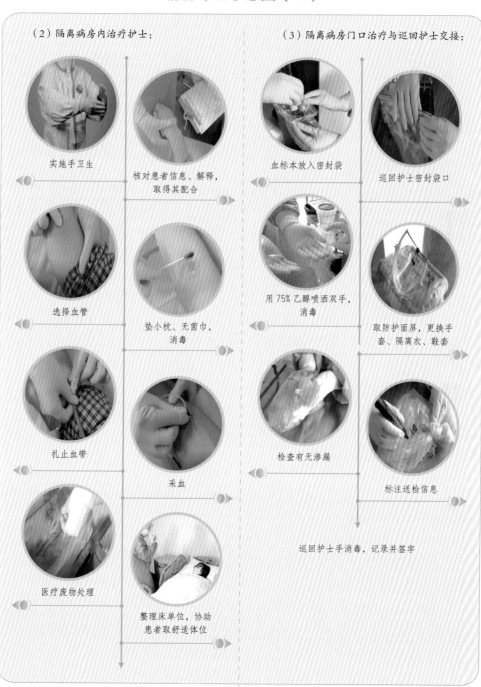

实施手卫生

核对患者信息、解释，取得其配合

血标本放入密封袋

巡回护士密封袋口

选择血管

垫小枕、无菌巾，消毒

用 75% 乙醇喷洒双手，消毒

取防护面屏，更换手套、隔离衣、鞋套

扎止血带

采血

检查有无渗漏

标注送检信息

医疗废物处理

整理床单位，协助患者取舒适体位

巡回护士手消毒，记录并签字

§3.5　大小便标本的采集

　　《新型冠状病毒肺炎防控方案（第五版）》中"新冠肺炎实验室检测技术指南"对标本采集的步骤和要求作出了指示和说明。在新冠肺炎的患者粪便标本中可以检测出新型冠状病毒核酸。危重症患者监测肾功能时，常规也需采集小便标本。现将疑似/确诊新冠肺炎患者大小便标本的采集流程简单介绍如下。

▶▶ 操作前准备 ◀◀

　　1. 用物准备　①治疗车上层：治疗盘、棉签、消毒剂、弯盘、速干手消毒剂、检验申请单、检验条形码、一次性无菌粪便收集杯、一次性小便收集杯、一次性无菌小便收集试管、一次性乳胶手套、一次性透明密封标本袋、黄色医疗废物袋、"新型冠状病毒排查"标签和"新型冠状病毒相关检验项目专用"标签。②治疗车下层：医疗废物桶、锐器盒、便盆、尿壶、含氯消毒剂。

　　2. 护士准备　修剪指甲、洗手、着工作服，穿戴好一次性工作帽、乳胶手套、防护服、KN95/N95 及以上颗粒物防护口罩或医用防护口罩或动力送风过滤式呼吸器、护目镜或防护面屏、防水靴套、鞋套。必要时，可加穿防水围裙或防水隔离衣。

　　3. 环境准备　室温适宜，光线充足，床帘或隔帘保护患者隐私。

▶▶ 大小便标本采集流程 ◀◀

　　1. 巡回护士核对医嘱、检验单、检验条形码，选择合适的标本容器。贴条形码和"新型冠状病毒排查"标签。

　　2. 巡回护士备齐用物送至隔离病房门口。

　　3. 检查治疗护士的防护措施（防护措施是否到位、防护服/手套是否破损、防护服是否有可见血液体液污染、有无裸露皮肤、头发），必要时带防护面屏。

　　4. 治疗护士核对患者信息并向患者解释留取大小便标本的目的、方法、注意事项及配合要点。

　　5. 按流程采集标本。

　　（1）大便标本采集：安置体位，置清洁便盆→留取粪便标本约10g（花生大小），如不便于留取粪便标本可采集肛拭子（用消毒棉拭子轻轻插入肛门 3～5 cm，再轻轻旋转拔出，立即放入含有 3～5 ml 病毒保存液的 15 ml 外螺旋盖采样管中，弃去尾部，旋紧管盖）→再次核对。

（2）小便标本采集：安置体位，置清洁便盆 / 尿壶→协助患者清洁外阴及尿道口→留取 10 ml 小便标本置于收集试管中→再次核对。

6. 治疗护士协助患者清洁外阴及尿道口、取舒适体位，整理床单位和用物。

7. 将大小便标本放入巡回护士打开的一次性透明密封袋中，立即密封（每个密封袋只装一份标本）。

8. 巡回护士将封口的密封袋放于黄色医疗废物袋中扎紧，在"新型冠状病毒相关检验项目专用"标签上填写科室、送检日期、时间、标本数量并签名。确认无渗漏后转交转运人员密闭转运或送检。

9. 巡回护士手消毒，记录并签名。

10. 治疗护士再次进入隔离病房，将患者的排泄物消毒后排放。

11. 操作完毕，巡回护士用 75% 乙醇喷洒治疗护士的双手。

12. 在巡回护士协助下，脱防水隔离衣或防水围裙、外层手套及鞋套，弃入医疗废物桶内。

13. 治疗护士手消毒，更换防水隔离衣、手套、鞋套。

▶▶ 防护注意事项 ◀◀

1. 操作者严格执行二级防护，以防交叉感染。

2. 隔离病房区域房门应常闭，医护人员进出随手关门。

3. 治疗护士将采集的标本放入密封袋内，手不可触及密封袋内侧。

4. 大、小便样本采集时不要相互混杂，防止污染标本，影响检验结果。

5. 无独立化粪池时，患者的排泄物用专门带盖容器盛放。排泄物用 20000 mg/L 含氯消毒剂，按粪、药比例 1∶2 浸泡消毒 2 小时再排放；盛放排泄物的容器再次用 5000 mg/L 含氯消毒剂溶液浸泡消毒 30 分钟后清洗干净。

6. 标本应尽快送往实验室进行检测，如不能立即送检应设立专库或专柜单独保存标本。

大小便标本采集流程图

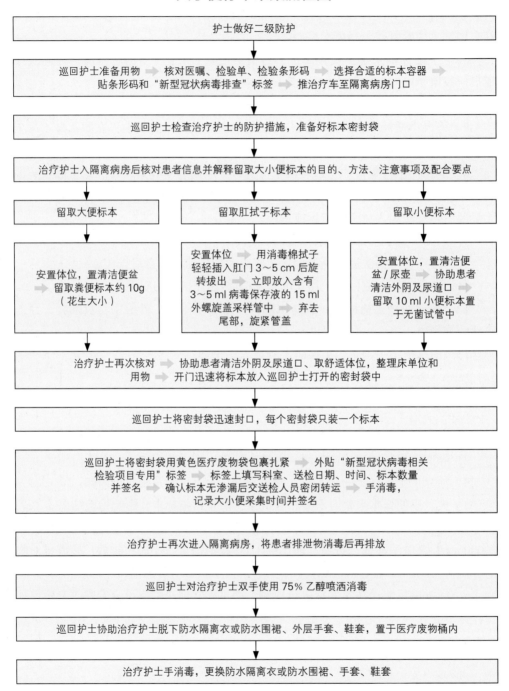

护士做好二级防护

↓

巡回护士准备用物 ➡ 核对医嘱、检验单、检验条形码 ➡ 选择合适的标本容器 ➡
贴条形码和"新型冠状病毒排查"标签 ➡ 推治疗车至隔离病房门口

↓

巡回护士检查治疗护士的防护措施，准备好标本密封袋

↓

治疗护士入隔离病房后核对患者信息并解释留取大小便标本的目的、方法、注意事项及配合要点

↓

留取大便标本	留取肛拭子标本	留取小便标本
安置体位，置清洁便盆 ➡ 留取粪便标本约 10g（花生大小）	安置体位 ➡ 用消毒棉拭子轻轻插入肛门 3～5 cm 后旋转拔出 ➡ 立即放入含有 3～5 ml 病毒保存液的 15 ml 外螺旋盖采样管中 ➡ 弃去尾部，旋紧管盖	安置体位，置清洁便盆／尿壶 ➡ 协助患者清洁外阴及尿道口 ➡ 留取 10 ml 小便标本置于无菌试管中

↓

治疗护士再次核对用物 ➡ 协助患者清洁外阴及尿道口、取舒适体位，整理床单位和用物 ➡ 开门迅速将标本放入巡回护士打开的密封袋中

↓

巡回护士将密封袋迅速封口，每个密封袋只装一个标本

↓

巡回护士将密封袋用黄色医疗废物袋包裹扎紧 ➡ 外贴"新型冠状病毒相关检验项目专用"标签 ➡ 标签上填写科室、送检日期、时间、标本数量并签名 ➡ 确认标本无渗漏后交送检人员密闭转运 ➡ 手消毒，记录大小便采集时间并签名

↓

治疗护士再次进入隔离病房，将患者排泄物消毒后再排放

↓

巡回护士对治疗护士双手使用 75% 乙醇喷洒消毒

↓

巡回护士协助治疗护士脱下防水隔离衣或防水围裙、外层手套、鞋套，置于医疗废物桶内

↓

治疗护士手消毒，更换防水隔离衣或防水围裙、手套、鞋套

大小便标本采集示意图

1. 巡回护士核对医嘱、检验单、检验条形码，选择合适的标本容器。贴条形码和"新型冠状病毒排查"标签
2. 巡回护士备齐用物送至隔离病房门口
3. 检查治疗护士的防护措施，必要时带面屏

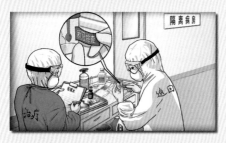

4. 治疗护士核对患者信息并向患者解释，取得其配合
5. 按流程采集标本
   （1）大便标本采集：安置体位，置清洁便盆→留取粪便标本；如不便于留取粪便标本可采集肛拭子→再次核对

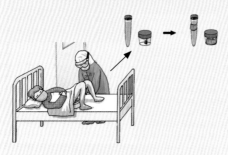

   （2）小便标本采集：安置体位，置清洁便盆／尿壶→协助患者清洁外阴及尿道口→留取 10 ml 小便标本置于无菌试管→再次核对
6. 协助患者取舒适体位，整理床单位和用物
7. 将大小便标本放入巡回护士打开的一次性透明密封袋中，立即（每个密封袋只装一份标本）

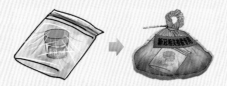

8. 巡回护士将标本用医疗废物袋分层鹅颈封扎，外贴"新型冠状病毒相关检验项目专用"标签，填写科室、送检日期、时间、标本数量并签名
9. 确认无渗漏后转交转运人员密闭转运或送检

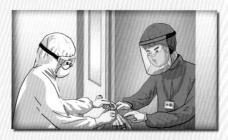

10. 治疗护士将患者的排泄物消毒后排放
11. 操作完毕，用 75% 乙醇喷洒双手消毒

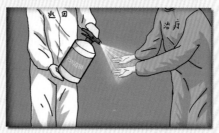

12. 在巡回护士协助下，脱防水隔离衣或防水围裙、外层手套及鞋套，弃入医疗废物桶内

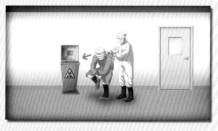

13. 治疗护士手消毒，更换防水隔离衣或防水围裙、手套、鞋套

§3.6 呼吸道标本采集的护理配合

《新型冠状病毒肺炎防控方案（第五版）》中"新型冠状病毒肺炎实验室检测技术指南"对标本采集的步骤和要求作出了指示和说明。每个病例必须采集急性期呼吸道标本（包括上呼吸道标本和下呼吸道标本）。上呼吸道标本包括鼻咽拭子、咽拭子等。下呼吸道标本包括深咳痰液、肺泡灌洗液、支气管灌洗液、呼吸道吸取物等。

在呼吸道标本采集时，采样人员极易被患者的痰液喷溅造成感染，护士在操作过程中给予协助能有效降低感染风险。

▶▶ 上呼吸道标本采集流程 ◀◀

（一）操作前

1. 环境准备　室温适宜、光线充足、环境安静。

2. 防护准备　按三级防护要求准备，并检查操作者的穿戴效果。

三级防护穿戴要求：分体工作服、一次性工作帽、全面型呼吸防护器或正压头套、医用防护口罩、一次性防护服、一次性防渗隔离衣、一次性乳胶手套、防水靴套、一次性鞋套。

3. 用物准备　"新型冠状病毒排查"标签及"新型冠状病毒相关检验项目专用"标签、条形码、生理盐水、速干手消毒剂、聚丙烯纤维头的塑料杆拭子4根、病毒采集管、一次性收集器、负压泵等。

4. 患者准备　核对患者床号、姓名、住院号、腕带、检验申请单、条形码，并做好解释，取得其配合。

（二）操作中

1. 协助患者取合适体位。

2. 轻扶患者的头部。

3. 咽拭子采集时协助患者用生理盐水漱口。

4. 协助采样人员完成标本采集。

（三）操作后

1. 用75%乙醇喷洒采样管，配合采样人员将其放入密封袋，每袋限放一份标本。

2. 在密封袋上贴好患者条形码及"新型冠状病毒排查"标签。

3. 协助加套大封口袋。

4. 用75%乙醇喷洒消毒密封袋外层。

5. 放入转运人员准备的第三层密封袋中，再次喷洒75%乙醇。

6. 交转运人员送检（核酸检测实验室）。

7. 做好交接并登记。

8. 正确处理医疗废物。

9. 操作后按照规范脱下个人防护用品。

▶▶ 下呼吸道标本采集流程 ◀◀

（一）操作前

1. 环境准备 室温适宜、光线充足、环境安静。

2. 防护准备 按三级防护要求准备，并检查操作者的穿戴效果。

三级防护穿戴要求：分体工作服、一次性工作帽、全面型呼吸防护器或正压头套、医用防护口罩、一次性防护服、一次性防渗隔离衣、一次性乳胶手套、防水靴套、一次性鞋套。

3. 用物准备 "新型冠状病毒排查"标签及"新型冠状病毒相关检验项目专用"标签、条形码、消毒后纤维支气管镜、一次性收集器、负压泵、采样液、螺口塑料管、一次性无菌注射器（5 ml、50 ml）、生理盐水、速干手消毒剂。

4. 患者准备 核对患者床号、姓名、住院号、腕带、检验申请单、条形码，并做好解释，取得其配合；行支气管灌洗液/肺泡灌洗液标本采集时予以吸氧。

（二）操作中

1. 协助患者取合适体位。

2. 轻扶患者的头部。

3. 根据不同的标本采集要求进行协助。

（1）鼻咽抽取物或呼吸道抽取物：将收集器与负压泵连接，调节压力，交给采样人员。

（2）深咳痰液：患者晨起后，嘱其漱口，去除口腔杂质，深呼吸数次后用力咳出气管深处的痰液（如痰液不易咳出可配合雾化吸入、叩击胸背部等方法）。

（3）支气管灌洗液/肺泡灌洗液：操作过程中准备生理盐水，密切观察患者的生命体征，尤其是血氧饱和度变化，发现异常告知操作者。

4. 协助采样人员完成标本采集。

（三）操作后

1. 用75%乙醇喷洒采样管，配合采样人员将其放入密封袋，每袋限一份标本。在密封袋上贴好患者条形码及"新型冠状病毒排查"标签。

2. 协助加套大封口袋，用75%乙醇喷洒消毒密封袋外层。

3. 放入转运人员准备的第三层密封袋中，再次喷洒75%乙醇。

4. 交转运人员送检（核酸检测实验室），做好交接并登记。

5. 手消毒。

6. 协助患者卧床休息，保持呼吸道通畅，观察患者有无鼻出血或咯血，鼓励患者将呼吸道分泌物及时咳出。

7. 正确处理医疗废物。

8. 操作后按照规范脱下个人防护用品。

▶▶ 防护注意事项 ◀◀

1. 采集人员必须严格三级防护，严格做好防喷溅措施。

2. 患者咳嗽时，采集人员回避和保持距离。

3. 操作过程中如果接触了患者血液、体液、分泌物或排泄物，应及时更换外层乳胶手套。

4. 标本采集后应放干冰上尽快送检，室温保存下≤30分钟，4℃保存≤4小时，标本密封后放置于装有干冰的专用病毒标本转运箱内，由专人进行转运，且需保证标本在送至检测单位时仍有干冰覆盖（防止RNA病毒的降解）。

5. 下呼吸道标本采集时，避免在进食后2小时内留取标本，以防呕吐。

上呼吸道样本采集流程图

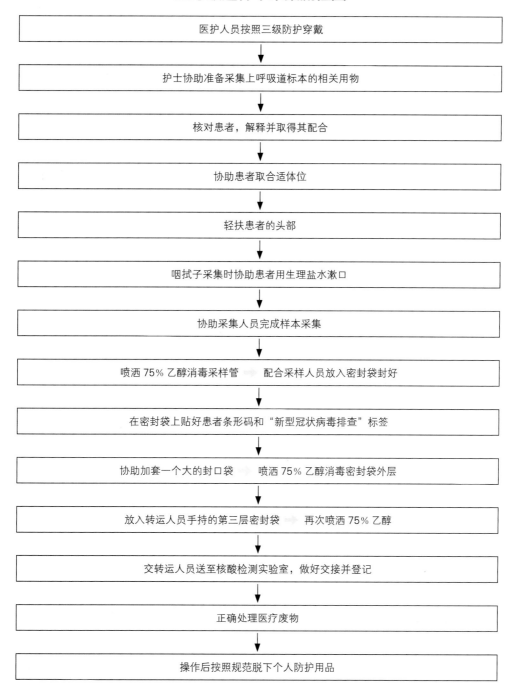

医护人员按照三级防护穿戴

护士协助准备采集上呼吸道标本的相关用物

核对患者，解释并取得其配合

协助患者取合适体位

轻扶患者的头部

咽拭子采集时协助患者用生理盐水漱口

协助采集人员完成样本采集

喷洒 75% 乙醇消毒采样管 ➝ 配合采样人员放入密封袋封好

在密封袋上贴好患者条形码和"新型冠状病毒排查"标签

协助加套一个大的封口袋 ➝ 喷洒 75% 乙醇消毒密封袋外层

放入转运人员手持的第三层密封袋 ➝ 再次喷洒 75% 乙醇

交转运人员送至核酸检测实验室，做好交接并登记

正确处理医疗废物

操作后按照规范脱下个人防护用品

下呼吸道样本采集流程图

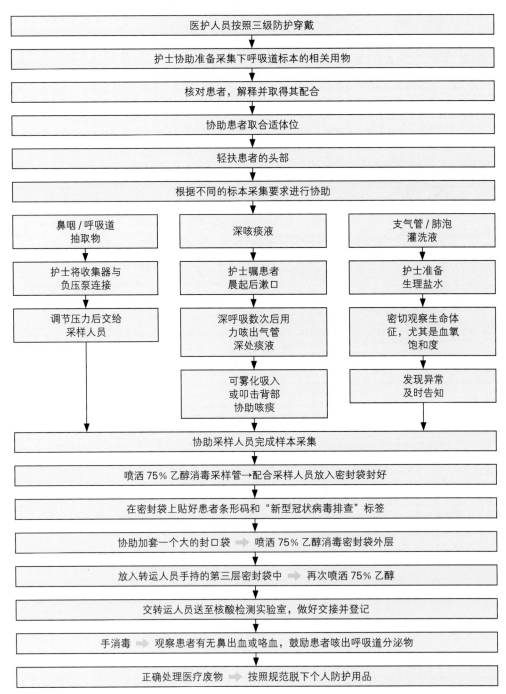

医护人员按照三级防护穿戴

护士协助准备采集下呼吸道标本的相关用物

核对患者，解释并取得其配合

协助患者取合适体位

轻扶患者的头部

根据不同的标本采集要求进行协助

鼻咽/呼吸道抽取物	深咳痰液	支气管/肺泡灌洗液
护士将收集器与负压泵连接	护士嘱患者晨起后漱口	护士准备生理盐水
调节压力后交给采样人员	深呼吸数次后用力咳出气管深处痰液	密切观察生命体征，尤其是血氧饱和度
	可雾化吸入或叩击背部协助咳痰	发现异常及时告知

协助采样人员完成样本采集

喷洒 75% 乙醇消毒采样管→配合采样人员放入密封袋封好

在密封袋上贴好患者条形码和"新型冠状病毒排查"标签

协助加套一个大的封口袋 ➡ 喷洒 75% 乙醇消毒密封袋外层

放入转运人员手持的第三层密封袋中 ➡ 再次喷洒 75% 乙醇

交转运人员送至核酸检测实验室，做好交接并登记

手消毒 ➡ 观察患者有无鼻出血或咯血，鼓励患者咳出呼吸道分泌物

正确处理医疗废物 ➡ 按照规范脱下个人防护用品

§3.7 有创机械通气的护理配合

《新型冠状病毒肺炎诊疗方案（试行第六版）》中指出，危重症病例应尽早收入 ICU 给予呼吸支持，有创机械通气就是其中一项强有力的呼吸支持方式。护士需在做好防护的基础上，按照操作流程进行呼吸支持的护理配合。

▶▶ 有创机械通气的准备 ◀◀

（一）评估要点

1. 评估患者流行病学史、生命体征、病情、意识及配合程度。
2. 了解肺部影像学结果。
3. 评估患者呼吸节律、血氧饱和度、动脉血气分析结果及呼吸道通畅情况。
4. 评估患者人工气道类型及气囊充气情况。
5. 评估有创呼吸机的性能。

（二）环境准备

室温适宜、光线充足、环境安静、必要时用屏风或围帘遮挡。

（三）护士准备

执行三级防护，穿戴要求：分体工作服、一次性工作帽、全面型呼吸防护器或正压头套、医用防护口罩、一次性防护服、一次性防渗隔离衣、一次性乳胶手套、防水靴套、一次性鞋套。

（四）用物准备

性能完好的有创呼吸机及一次性呼吸机管路，有条件时备细菌过滤器；灭菌注射用水、速干手消毒剂、平口普通输液器；模拟肺；钢瓶氧气筒、扳手。

▶▶ 有创机械通气的护理配合流程 ◀◀

1. 核对医嘱及患者信息，向清醒患者做好解释。
2. 病情允许则将床头抬高 30°～45°。
3. 安装湿化瓶，加灭菌注射用水至湿化瓶指定刻度。

4. 安装呼吸机管道，将模拟肺与呼吸机管道连接，用支架固定。

5. 连接电源、钢瓶氧气筒，打开主机开关，让呼吸机进行自检。

6. 由医生或呼吸治疗师选择呼吸机辅助呼吸模式，设置参数及报警值。

7. 观察呼吸机运行情况。

8. 打开湿化器开关，调节湿化温度。

9. 查看气管导管刻度，测气囊压。

10. 连接呼吸机与患者的人工气道。

11. 记录上机时间和呼吸机参数。

12. 密切观察患者生命体征及血氧饱和度的变化，遵医嘱及时进行动脉血气分析并报告医生。

13. 观察呼吸机运转情况，及时处理呼吸机的报警并排除故障。

▶▶ 防护注意事项 ◀◀

（一）呼吸机管理及运转情况观察

1. 使用一次性呼吸机管路，无需常规更换。

2. 呼吸机呼气端放置呼出端过滤器，过滤器潮湿后增加呼吸道阻力，注意观察患者通气情况，必要时及时更换过滤器。

3. 对于重复使用的各类接头，用双层黄色医疗废物袋包扎，喷洒消毒剂后装入一次性耐压硬质塑料箱内密封，塑料箱外应贴上"新型冠状病毒"专用标识。

4. 新冠肺炎患者急性期呼吸频率快，注意人机协调性，避免呼吸机频繁报警，必要时给予患者镇静镇痛类药物持续静脉泵入。

5. 尽量避免断开呼吸机，以免呼气末正压通气（PEEP）消失造成肺塌陷；如因更换密闭吸痰管等原因必须断开呼吸机管路，护理人员应做好三级防护，戴好防护面屏后设置待机模式，迅速及时更换所需用物。

（二）吸痰护理

1. 推荐使用密闭式吸痰技术，避免断开呼吸机以减少气溶胶的播散。

2. 掌握密闭式吸痰管三通接头各部位的正确连接与使用。

3. 使用中的密闭式吸痰管除破损或污染外，无须每天更换。

4. 按需吸痰，避免频繁吸痰导致患者呛咳，引起患者血氧饱和度波动；对于深度镇静咳嗽反射弱的患者，注意观察呼吸机压力及潮气量的情况，结合听诊进行吸痰。

（三）气囊管理

1. 维持气囊压力 25～30 cmH₂O，注意观察患者及呼吸机运转情况，避免气囊漏气。

2. 每 4 小时应用测压表测量并调整气囊压力维持在适宜范围。

3. 推荐采用声门下分泌物引流进行气囊上滞留物清除，避免断开呼吸机手法清除气囊滞留物，以避免气溶胶播散。

（四）气道湿化

推荐采用主动加温湿化器，特别是内含加热导丝的湿化器进行气道湿化，注意观察气道湿化效果及患者痰液情况。如需进行雾化治疗，首选带雾化吸入功能的呼吸机；如需外接雾化器，建议首选振动筛孔雾化器。

有创机械通气的护理配合流程图

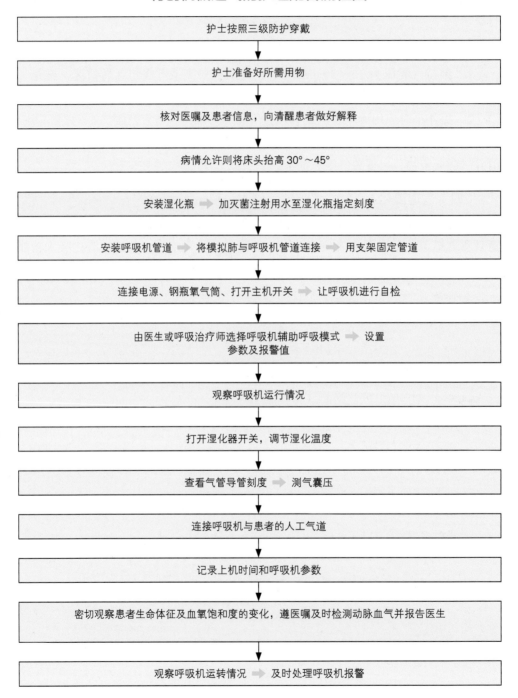

护士按照三级防护穿戴

护士准备好所需用物

核对医嘱及患者信息，向清醒患者做好解释

病情允许则将床头抬高 30°～45°

安装湿化瓶 ➡ 加灭菌注射用水至湿化瓶指定刻度

安装呼吸机管道 ➡ 将模拟肺与呼吸机管道连接 ➡ 用支架固定管道

连接电源、钢瓶氧气筒、打开主机开关 ➡ 让呼吸机进行自检

由医生或呼吸治疗师选择呼吸机辅助呼吸模式 ➡ 设置参数及报警值

观察呼吸机运行情况

打开湿化器开关，调节湿化温度

查看气管导管刻度 ➡ 测气囊压

连接呼吸机与患者的人工气道

记录上机时间和呼吸机参数

密切观察患者生命体征及血氧饱和度的变化，遵医嘱及时检测动脉血气并报告医生

观察呼吸机运转情况 ➡ 及时处理呼吸机报警

清洁消毒技术

§4.1 治疗车消毒

物体表面严格的消毒是新冠肺炎感染控制的重要措施。治疗车作为一个临时流动护理工作站，护士可在治疗车上集中进行护理操作。根据《医疗机构消毒技术规范》，对使用后的治疗车严格进行清洁与消毒。隔离重症监护病房，原则上相对固定治疗车或治疗盘，普通隔离病区在使用治疗车后，均要进行及时消毒。

▶▶ 操作前准备 ◀◀

1. 环境准备　宽敞、明亮。
2. 护士准备　实施手卫生，穿戴好工作服、一次性工作帽、乳胶手套、防护服、KN95/N95 及以上颗粒物防护口罩或医用防护口罩或动力送风过滤式呼吸器、护目镜或防护面屏、防水靴套、鞋套。必要时，可加穿防水围裙或防水隔离衣。
3. 用物准备　速干手消毒剂、含氯消毒剂、配置容器、抹布。

▶▶ 治疗车消毒流程 ◀◀

1. 治疗车使用后，放至指定位置。
2. 清理垃圾。
3. 配制消毒剂　1000 mg/L 含氯消毒剂。
4. 消毒前检查有无可见污染　有肉眼可见污染物时，先完全清除污染物再消毒。无肉眼可见污染物时，用含消毒剂的抹布进行擦拭。

5. 由内向外、由上向下依次擦拭治疗车上层抽屉、台面、把手等表面。

6. 更换消毒抹布，依次擦拭治疗车围栏和立柱下层台面及底部。

7. 擦拭完毕 30 分钟后再用清水擦拭去残留消毒剂。

8. 操作结束后脱外层手套，实施手卫生。

9. 使用后的抹布集中处理。

10. 流动水清洗抹布，去除残留消毒剂，再用清洁剂清洗，干燥保存备用。

▶▶ 防护注意事项 ◀◀

1. 一块抹布只能擦拭一个物体表面。

2. 治疗车使用后应及时处置。

3. 治疗车定点放置。

治疗车消毒流程图

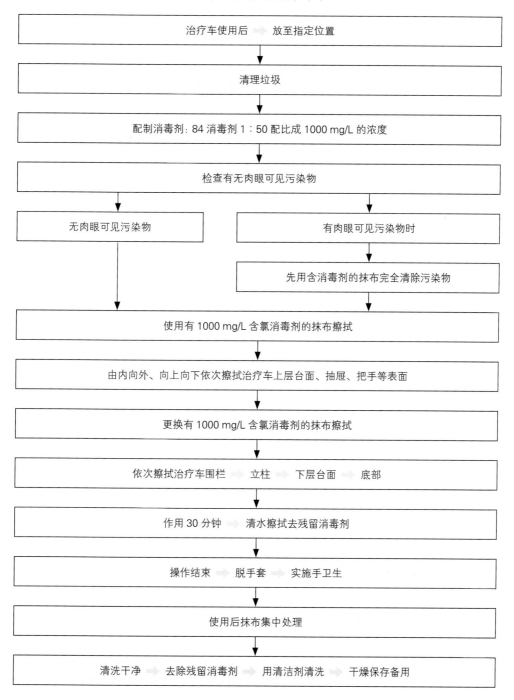

治疗车使用后 ➡ 放至指定位置

清理垃圾

配制消毒剂：84 消毒剂 1：50 配比成 1000 mg/L 的浓度

检查有无肉眼可见污染物

无肉眼可见污染物 | 有肉眼可见污染物时

先用含消毒剂的抹布完全清除污染物

使用有 1000 mg/L 含氯消毒剂的抹布擦拭

由内向外、向上向下依次擦拭治疗车上层台面、抽屉、把手等表面

更换有 1000 mg/L 含氯消毒剂的抹布擦拭

依次擦拭治疗车围栏 ➡ 立柱 ➡ 下层台面 ➡ 底部

作用 30 分钟 ➡ 清水擦拭去残留消毒剂

操作结束 ➡ 脱手套 ➡ 实施手卫生

使用后抹布集中处理

清洗干净 ➡ 去除残留消毒剂 ➡ 用清洁剂清洗 ➡ 干燥保存备用

治疗车消毒示意图

1. 清理治疗车，放至指定位置

2. 消毒抹布由内向外、由上向下依次擦拭治疗车上层抽屉、台面、把手等表面

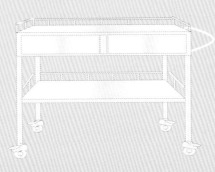

上层台面

抽屉由里到外 ❶

❷

❸ 把手

3. 更换消毒抹布，依次擦拭治疗车围栏和立柱下层台面及底部

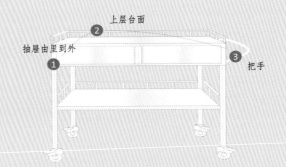

围栏

立柱、围栏

下层立柱、底部

❶

❷

❸ 下层台面

❹

更换消毒抹布

4. 擦拭完毕30分钟后，用清水擦拭去残留消毒剂
5. 脱外层手套，实施手卫生

§4.2 可复用护目镜消毒

医疗机构应当严格按照《医疗机构消毒技术规范》，做好医疗器械、污染物品等的清洁与消毒。对受到病原体污染的医疗器械和用品、环境物体表面等开展严格的消毒是新冠肺炎感染控制的重要措施。

针对可复用护目镜等防护用品以及支气管镜、喉镜、呼吸机管道等医疗危险物品，消毒工作应该由进行过培训、有现场消毒经验的人员进行，掌握消毒剂的配制方法和消毒器械的操作方法。现以可复用护目镜为例介绍。

▶▶ 可复用护目镜消毒流程 ◀◀

（一）隔离区处理

1. 使用者摘取可复用护目镜之后直接放入第一层防渗漏医疗废物专用包装袋中，脱第一层手套后再套第二层防渗漏医疗废物专用包装袋，进行双层密闭封装（分层鹅颈封扎），包外标明"新冠肺炎感染器械"或简写"新冠感染"字样。

2. 立即电话通知消毒供应中心，单独回收。

（二）回收

回收人员相对固定；使用专用回收用具，专区存放。回收人员戴一次性工作帽、一次性医用外科口罩、护目镜或防护面屏，穿防渗透隔离衣、工作鞋，戴双层乳胶手套。

1. 回收人员携带专用密闭回收车在指定地点（隔离区域以外）进行双层密闭回收。

2. 按照医院感染防控指定路线返回消毒供应中心去污区专用新型冠状病毒处理区域。注意回收过程中不得污染公共环境，如需接触电梯按键或门时，需脱下第一层手套，使用速干手消毒剂后再实施。

（三）护目镜处置

消毒供应中心去污区应设置新冠肺炎隔离区器械处置专区，设专用浸泡池、含氯消毒剂、清洗消毒器。工作人员穿戴一次性医用帽、医用防护口罩、防护面罩或护目镜、防渗透一次性防护服（必要时外加一件防水隔离衣）、双层丁腈或橡胶手套，穿防护鞋并套靴套。

处理流程：

（1）浸泡消毒：将护目镜浸泡于 1000～2000 mg/L 含氯消毒剂中，作用 30～60 分钟，注意浸泡在液面以下，以保证消毒效果。

（2）护目镜如有胶布痕迹或异物应予清除。

（3）机械清洗热力消毒：将浸泡消毒好的护目镜装载于专用清洗篮筐或清洗架，送入清洗消毒器中进行清洗消毒。湿热消毒的温度应≥ 90 ℃，时间≥ 5 分钟，A0 值≥ 3000。观察清洗消毒器运行情况，记录运行参数。

（4）检查其清洁度、干燥度，有无变形，如干燥不彻底可手工干燥或机械干燥。

（5）包装备用。

▶▶ 防护注意事项 ◀◀

1. 确保物品密闭封装转运，防止感染扩散。

2. 处置专区的医用清洗剂、消毒剂一用一更换，清洗工具及清洗消毒器一用一消毒。

3. 在操作中和结束后穿脱隔离防护装备过程中，严格执行手卫生措施。

4. 必要时由具备检验检测资质的实验室相关人员进行消毒效果评价。

◀◀ S 可复用护目镜消毒 8

可复用护目镜消毒流程图

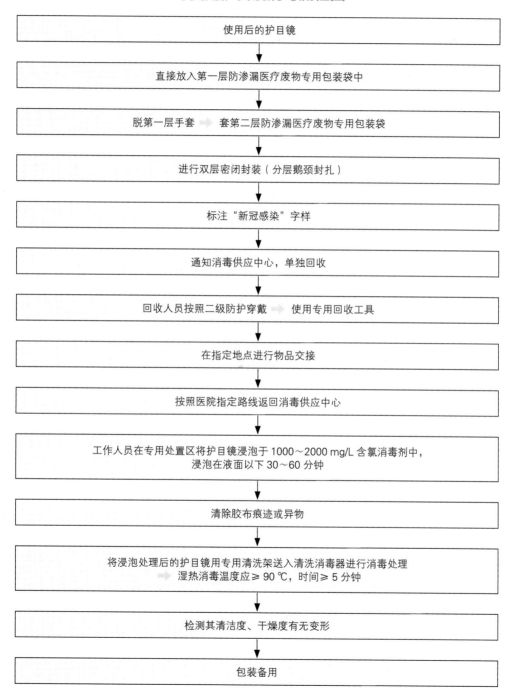

使用后的护目镜

↓

直接放入第一层防渗漏医疗废物专用包装袋中

↓

脱第一层手套 → 套第二层防渗漏医疗废物专用包装袋

↓

进行双层密闭封装（分层鹅颈封扎）

↓

标注"新冠感染"字样

↓

通知消毒供应中心，单独回收

↓

回收人员按照二级防护穿戴 → 使用专用回收工具

↓

在指定地点进行物品交接

↓

按照医院指定路线返回消毒供应中心

↓

工作人员在专用处置区将护目镜浸泡于 1000～2000 mg/L 含氯消毒剂中，
浸泡在液面以下 30～60 分钟

↓

清除胶布痕迹或异物

↓

将浸泡处理后的护目镜用专用清洗架送入清洗消毒器进行消毒处理
→ 湿热消毒温度应 ≥ 90 ℃，时间 ≥ 5 分钟

↓

检测其清洁度、干燥度有无变形

↓

包装备用

可复用护目镜消毒示意图

❶ 封扎: 双层防渗袋鹅颈封扎,标明"新冠肺炎感染器械"

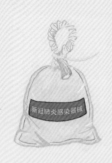

❷ 回收: 在指定地点(隔离区域以外)交给回收人员(回收人员手持密闭容器外壁,打开盖子,对方将密闭包装好的护目镜放入密闭容器)

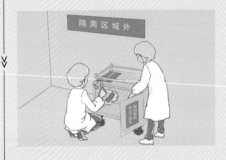

❸ 运送: 按防护指定路线返回消毒供应中心

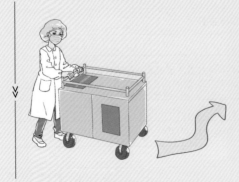

❹ 去污: 1000 mg/L 含氯消毒剂喷洒防渗袋外层

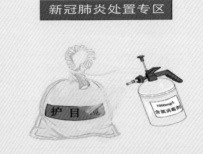

❺ 预处理: 1000 mg/L 含氯消毒剂浸泡 30 分钟以上

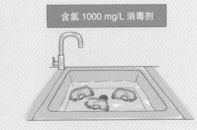

❻ 清洗消毒: 清洗—消毒—干燥

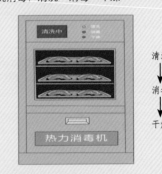

清洗
↓
消毒
↓
干燥

❼ 包装备用

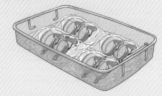

§4.3 呼吸机表面及附件清洗消毒

呼吸机在隔离重症病区（房）使用频率较高，对新冠肺炎患者使用过的呼吸机表面、管路回路和附件进行清洁消毒是预防院内交叉感染风险的重要措施，应当严格按照《医疗机构消毒技术规范》，确保呼吸机使用过程中的安全使用和清洁消毒防控。

呼吸机设备消毒使用溶剂建议：3%的过氧化氢、10%的漂白溶液（10%漂白剂，90%水）、91%的异丙醇、一次性杀菌布（烷基二甲基苄基氯化铵0.07%；烷基二甲基乙苯基氯化铵0.07%）、氨基清洁剂、消毒剂、乙醇（75%）。

消毒方法主要是：①擦拭。乙醇（75%）打湿无尘布擦拭或使用一次性杀菌布（烷基二甲基苄基氯化铵0.07%；烷基二甲基乙苯基氯化铵0.07%）。②浸泡。用1000 mg/L含氯消毒剂或500 mg/L二氧化氯消毒剂浸泡30分钟。然后用清水清洗干净并彻底晾干。③压力蒸汽。机械清洗热力消毒：选择90℃，消毒时间5分钟。④紫外线。紫外线照射消毒，推荐消毒时间30～60分钟。

▶▶ 呼吸机表面及附件清洗消毒流程 ◀◀

（一）隔离区处理

1. 使用者摘取可复用呼吸机管路及附件之后直接放入第一层防渗漏医疗废物专用包装袋中，脱第一层手套后再套第二层防渗漏医疗废物专用包装袋，进行双层密闭封装（分层鹅颈封扎），包外标明"新冠肺炎感染器械"或简写"新冠感染"。

2. 立即电话通知消毒供应中心，单独回收。

（二）回收

回收人员相对固定；使用专用回收用具，专区存放。回收人员戴一次性工作帽、一次性医用外科口罩、护目镜或防护面屏，穿防渗透隔离衣、工作鞋，戴双层乳胶手套。

1. 回收人员携带专用密闭回收车在指定地点（隔离区域以外）进行双层密闭回收。

2. 按照医院感染防控指定路线返回消毒供应中心去污区专用新型冠状病毒处

理区域。注意回收过程中不得污染公共环境，如需接触电梯按键或门时，需脱下第一层手套，使用速干手消毒剂后再实施。

（三）呼吸机管路处置

建议使用一次性呼吸机管路。消毒供应中心去污区应设置新冠肺炎感染器械处置专区，设专用浸泡池、含氯消毒剂、清洗消毒器。工作人员穿戴一次性医用帽、医用防护口罩、防护面罩或护目镜、防渗透一次性防护服（必要时外加一件防水隔离衣）、双层橡胶手套，穿防护鞋并套靴套。

处理流程：

（1）将呼吸机管路及附件拆卸至最小单位，包括集水杯、接头、湿化罐等。

（2）可拆卸流量传感器的处理：应根据厂家的要求，严格更换。从管路中拆卸后传感器平铺于托盘中，喷洒 75% 乙醇，作用 30 分钟，待干燥备用。强烈建议擦拭消毒后采用低温灭菌。

（3）浸泡消毒：将管路及各附件浸泡于 1000～2000 mg/L 含氯消毒剂中，作用 30～60 分钟，注意管路内注满消毒剂，浸泡在液面以下，以保证消毒效果。

（4）管路及附件如有胶布痕迹或异物应予清除。

（5）机械清洗热力消毒：将浸泡消毒好的呼吸机管路及附件装载于专用清洗篮筐或清洗架，送入清洗消毒器中进行清洗消毒。注意管路需与清洗架出水口对接，附件注意保护不被水压冲走，湿热消毒的温度应 ≥ 90 ℃，时间 ≥ 5 分钟，A0 值 ≥ 3000。观察清洗消毒器运行情况，记录运行参数。

（6）检查其清洁度、干燥度，如干燥不彻底可手工干燥或机械干燥。

（7）包装备用。

（8）有条件的医院可根据说明书选择压力蒸汽灭菌或低温灭菌。

（四）呼吸机外表面（包括界面、键盘、万向臂架、电源线、高压气源管路等）

1. 有肉眼可见污染物时，应先完全清除污染物再消毒。

2. 无肉眼可见污染物时，用 1000 mg/L 含氯消毒剂或 500 mg/L 二氧化氯消毒剂进行擦拭消毒。

3. 用干燥的无尘布擦干，切勿使液体进入呼吸机内部。

（五）呼吸机内部管路

由呼吸机维护技术人员采用适宜方法消毒。

（六）空气过滤网、主机防尘网

每周清洗或按需清洗，使用 75％ 乙醇浸泡 30 分钟，然后在流动水下冲洗干净，再用 75％ 乙醇浸泡 30 分钟，干燥后安装备用。

▶▶ 防护注意事项 ◀◀

1. 严格执行呼吸机管路一人一用一消毒。
2. 确保物品密闭封装转运，防止感染扩散。
3. 处置专区的医用清洗剂、消毒剂一用一更换，清洗工具及清洗消毒器一用一消毒。
4. 在操作中和结束后、穿脱隔离防护装备过程中，严格执行手卫生措施。
5. 必要时由具备检验检测资质的实验室相关人员进行消毒效果评价。
6. 为降低电击危险，在清洁呼吸机之前，应关闭呼吸机电源并断开呼吸机与交流电源的连接。

呼吸机表面及附件清洗消毒流程图

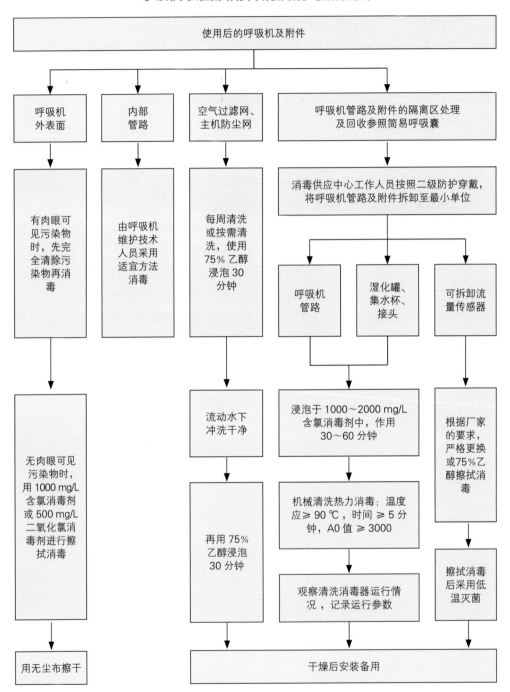

使用后的呼吸机及附件

| 呼吸机外表面 | 内部管路 | 空气过滤网、主机防尘网 | 呼吸机管路及附件的隔离区处理及回收参照简易呼吸囊 |

呼吸机管路及附件的隔离区处理及回收参照简易呼吸囊 →
消毒供应中心工作人员按照二级防护穿戴，将呼吸机管路及附件拆卸至最小单位

有肉眼可见污染物时，先完全清除污染物再消毒

由呼吸机维护技术人员采用适宜方法消毒

每周清洗或按需清洗，使用75%乙醇浸泡30分钟

呼吸机管路　　湿化罐、集水杯、接头　　可拆卸流量传感器

无肉眼可见污染物时，用1000 mg/L含氯消毒剂或500 mg/L二氧化氯消毒剂进行擦拭消毒

流动水下冲洗干净

浸泡于1000～2000 mg/L含氯消毒剂中，作用30～60分钟

根据厂家的要求，严格更换或75%乙醇擦拭消毒

再用75%乙醇浸泡30分钟

机械清洗热力消毒；温度应≥90℃，时间≥5分钟，A0值≥3000

擦拭消毒后采用低温灭菌

观察清洗消毒器运行情况，记录运行参数

用无尘布擦干

干燥后安装备用

呼吸机表面及附件清洗消毒示意图

1. 隔离区处理
   （1）可复用呼吸机管路及附件放入第一层防渗漏医疗废物专用包装袋中
   （2）脱第一层手套
   （3）套第二层防渗漏医疗废物专用包装袋
   （4）进行双层密闭封装（分层鹅颈封扎）
   （5）包外标明"新冠肺炎感染器械"或简写"新冠感染"
   （6）通知消毒供应中心，单独回收

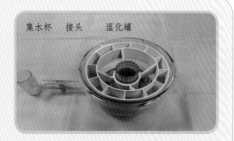

集水杯　接头　湿化罐

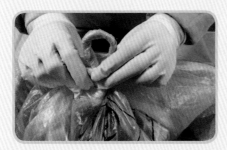

2. 回收　回收人员相对固定；使用专用回收用具，专区存放。回收人员戴一次性工作帽、一次性医用外科口罩、护目镜或防护面屏，穿防渗透隔离衣、工作鞋，戴双层乳胶手套

（2）可拆卸流量传感器的处理：应根据厂家的要求，严格更换。从管路中拆卸后传感器平铺于托盘中，喷洒75%乙醇，作用30分钟，待干燥备用。强烈建议擦拭消毒后采用低温灭菌

（3）浸泡消毒：将管路及各附件浸泡于1000～2000 mg/L含氯消毒剂中，作用30～60分钟，注意浸泡在液面以下，以保证消毒效果

（4）管路及附件如有胶布痕迹或异物应予清除

（5）机械清洗热力消毒：将浸泡消毒好的呼吸机管路及附件装载于专用清洗篮筐或清洗架，送入清洗消毒器中进行清洗消毒

（6）检查其清洁度、干燥度

（7）包装备用

（8）有条件的医院可根据说明书选择压力蒸汽灭菌或低温灭菌

4. 呼吸机外表面
   （1）用1000 mg/L含氯消毒剂或500 mg/L二氧化氯消毒剂进行擦拭消毒
   （2）用干燥的无尘布擦干，切勿使液体进入呼吸机内部

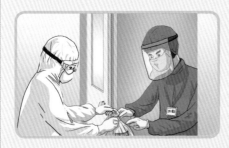

3. 呼吸机管路处置　建议使用一次性呼吸机管路
   处理流程
   （1）将呼吸机管路及附件拆卸至最小单位，包括集水杯、接头、湿化罐等

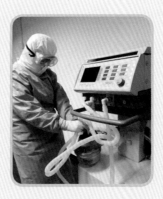

§4.4　简易呼吸器消毒

简易呼吸器用于无自主呼吸或呼吸弱且不规则、严重通气不良的患者辅助呼吸。对疑似或确诊新冠肺炎患者使用后的简易呼吸器，应严格按照《医疗机构消毒技术规范》中规定进行消毒或灭菌处理。

▶▶ 简易呼吸器消毒流程 ◀◀

（一）使用后处理

1. 对疑似或确诊新冠肺炎患者使用后的简易呼吸器直接套入第一层防渗漏医疗废物专用包装袋。

2. 脱第一层手套后再套第二层防渗漏医疗废物专用包装袋，进行双层密闭封装（分层鹅颈封扎）。

3. 包装袋外标明"新冠"字样。

4. 放入专用回收箱内。

5. 立即电话通知消毒供应中心，单独回收。

（二）回收

1. 回收人员携带专用回收车与回收箱在指定地点（隔离区域以外）进行双层密闭回收。

2. 按照医院感染防控指定路线返回消毒供应中心去污区专用新型冠状病毒处理区域。注意回收过程中不得污染公共环境，如需接触电梯按键或门时，需脱下第一层手套，使用含醇速干手消毒剂后再实施。

（三）清洗消毒

1. 人员准备　穿戴一次性医用帽、医用防护口罩、防护面罩或护目镜（防雾型）、防渗透一次性防护服（必要时外加一件防水隔离衣）、双层丁腈或橡胶手套，穿防护鞋并套靴套。

2. 用物准备　专用浸泡池、含氯消毒剂、清洗消毒器。

3. 处理流程

（1）将简易呼吸器拆卸至最小单位。

（2）附件储氧袋、氧气管等如为 PVC 材质的一次性使用，作新型冠状病毒医疗废弃物处理。

（3）浸泡消毒：将气囊及各附件浸泡于 1000～2000 mg/L 含氯消毒剂中，作用 30～60 分钟，注意囊内注满消毒剂，浸泡在液面以下，以保证消毒效果。

（4）机械清洗热力消毒：将浸泡消毒好的气囊与附件装载于专用清洗篮筐或清洗架，送入清洗消毒器中进行清洗消毒。湿热消毒的温度应 ≥ 90 ℃，时间 ≥ 5 分钟，A0 值 ≥ 3000。观察清洗消毒器运行情况，记录运行参数。

（5）检查测试、部件组装、包装备用。

▶▶ **防护注意事项** ◀◀

1. 严格执行简易呼吸器一人一用一消毒。

2. 确保物品密闭封装转运，防止感染扩散。

3. 处置专区的医用清洗剂、消毒剂一用一更换，清洗工具及清洗消毒器一用一消毒。

4. 在操作中和结束后、穿脱隔离防护装备过程中，严格执行手卫生措施。

5. 必要时由具备检验检测资质的实验室相关人员进行消毒效果评价。

◀◀ S 简易呼吸器消毒 9

简易呼吸器消毒流程图

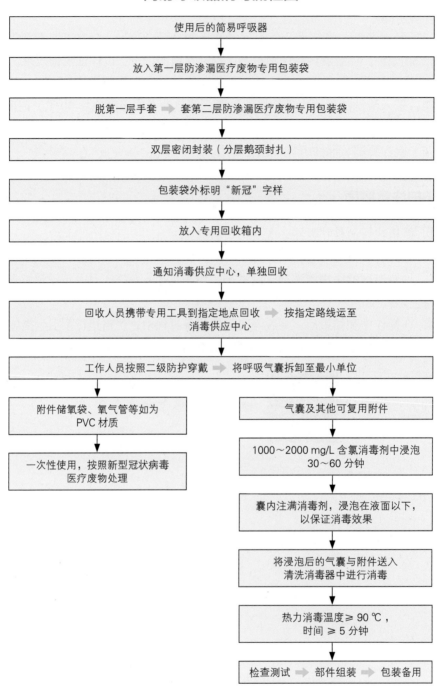

使用后的简易呼吸器

↓

放入第一层防渗漏医疗废物专用包装袋

↓

脱第一层手套 ➡ 套第二层防渗漏医疗废物专用包装袋

↓

双层密闭封装（分层鹅颈封扎）

↓

包装袋外标明"新冠"字样

↓

放入专用回收箱内

↓

通知消毒供应中心，单独回收

↓

回收人员携带专用工具到指定地点回收 ➡ 按指定路线运至
消毒供应中心

↓

工作人员按照二级防护穿戴 ➡ 将呼吸气囊拆卸至最小单位

附件储氧袋、氧气管等如为
PVC 材质

↓

一次性使用，按照新型冠状病毒
医疗废物处理

气囊及其他可复用附件

↓

1000～2000 mg/L 含氯消毒剂中浸泡
30～60 分钟

↓

囊内注满消毒剂，浸泡在液面以下，
以保证消毒效果

↓

将浸泡后的气囊与附件送入
清洗消毒器中进行消毒

↓

热力消毒温度≥ 90 ℃，
时间 ≥ 5 分钟

↓

检查测试 ➡ 部件组装 ➡ 包装备用

简易呼吸器消毒示意图

1. 使用后处理
   （1）直接套入第一层防渗漏医疗废物专用包装袋
   （2）脱第一层手套
   （3）再套第二层防渗漏医疗废物袋
   （4）分层鹅颈封扎，密闭
   （5）包装袋外标明"新冠"字样
   （6）通知消毒供应中心，单独回收

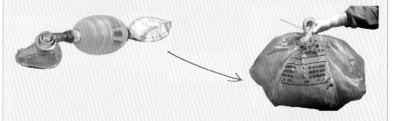

2. 回收
   （1）回收人员携带专用回收车与回收箱在指定地点（隔离区域以外）进行双层密闭回收
   （2）按照医院感染防控指定路线返回消毒供应中心去污区专用新型冠状病毒处理区域。注意回收过程中不得污染公共环境，如需接触电梯按键或门时，需脱下第一层手套，使用含醇速干手消毒剂后再实施
   （3）处理流程：
   1）将呼吸气囊拆卸至最小单位
   2）附件储氧袋、氧气管等如为PVC材质的一次性使用，作新型冠状病毒医疗废弃物处理
   3）浸泡消毒：将气囊及各附件浸泡于1000～2000 mg/L含氯消毒剂中，作用30～60分钟，注意囊内注满消毒剂，浸泡在液面以下，以保证消毒效果
   4）机械清洗热力消毒：将浸泡消毒好的气囊与附件装载于专用清洗篮筐或清洗架，送入清洗消毒器中进行清洗消毒。湿热消毒的温度应 ≥ 90 ℃，时间 ≥ 5分钟，A0值 ≥ 3000。观察清洗消毒器运行情况，记录运行参数
   5）检查测试、部件组装、包装备用

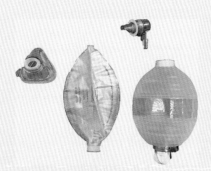

拆卸至最小单位

§4.5　空气消毒

按照《医疗机构内新型冠状病毒感染预防与控制技术指南（第一版）》的要求，重视和加强隔离、消毒和防护工作，全面落实防止院内感染的各项措施，随时消毒和终末消毒应安排专人进行。隔离病房等室内空气的终末消毒可参照《医院空气净化管理规范》（WS/T 368—2012），在无人条件下可选择过氧乙酸、二氧化氯、过氧化氢等消毒剂，采用超低容量喷雾法进行消毒。必要时应当及时对空气消毒效果进行评价。

▶▶ 操作前准备 ◀◀

1. 环境准备　疏散人员，清洁房间。
2. 人员准备　穿戴工作服、一次性工作帽、一次性手套、防护服、医用防护口罩或动力送风过滤式呼吸器、防护面屏或护目镜、工作鞋或胶靴、防水靴套。
3. 用物准备　根据消毒方式准备用物。

▶▶ 空气消毒流程 ◀◀

1. 工作人员实施手卫生，依据各区域管理要求，穿戴好个人防护用品。
2. 根据区域设置及医院实际情况采取空气消毒措施。

（1）非负压区域消毒方式：

1）自然通风或机械通风（如排气扇），每天2～3次，每次≥30分钟。

2）空气消毒机，根据产品说明书的操作方法、注意事项等进行消毒。

3）在无人情况下，可用紫外线对空气进行消毒，每天1～2次，每次≥30分钟；也可选择过氧乙酸、二氧化氯、过氧化氢等消毒剂，采用超低容量喷雾法进行消毒。

（2）负压区域消毒方式：参照《医院负压隔离病房环境控制要求》（GB/T35428—2017）标准执行。

1）保证气流流向：从清洁区到潜在污染区再向污染区方向流动。

2）相邻区域压差≥5 Pa；负压程度由高到低，依次为隔离病房卫生间（-20 Pa），隔离病房房间（-15 Pa），缓冲间（-10 Pa），潜在污染区走廊（-5 Pa），清洁区气压相对室外大气压应保持正压，即 0 Pa 。

3）负压隔离病房污染区和潜在污染区换气次数宜为 10～15 次 / h。

4）新冠肺炎患者出院后，负压病室回风口过滤网应及时更换，并用消毒剂擦拭回风口内表面。

3. 做好记录。

▶▶ 防护注意事项 ◀◀

1. 所用消毒产品应符合国家卫生健康部门管理要求。

2. 按 GB15982—2012《医院消毒卫生标准》附录 A 进行消毒前后空气采样，消毒后采样平板中含相应中和剂。消毒后空气中自然菌的消亡率 ≥ 90%，可判为消毒合格。

3. 工作人员严格实施手卫生。

空气消毒流程图

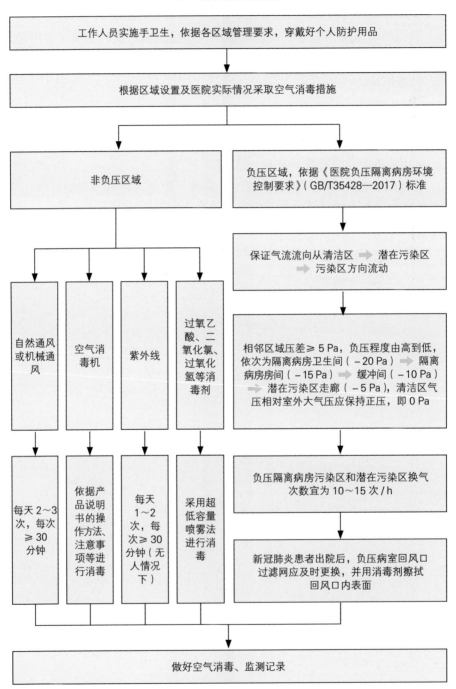

工作人员实施手卫生，依据各区域管理要求，穿戴好个人防护用品

根据区域设置及医院实际情况采取空气消毒措施

非负压区域

负压区域，依据《医院负压隔离病房环境控制要求》（GB/T35428—2017）标准

保证气流流向从清洁区 ➡ 潜在污染区 ➡ 污染区方向流动

自然通风或机械通风

空气消毒机

紫外线

过氧乙酸、二氧化氯、过氧化氢等消毒剂

相邻区域压差≥5 Pa，负压程度由高到低，依次为隔离病房卫生间（−20 Pa）➡ 隔离病房病间（−15 Pa）➡ 缓冲间（−10 Pa）➡ 潜在污染区走廊（−5 Pa），清洁区气压相对室外大气压应保持正压，即0 Pa

每天2~3次，每次≥30分钟

依据产品说明书的操作方法、注意事项等进行消毒

每天1~2次，每次≥30分钟（无人情况下）

采用超低容量喷雾法进行消毒

负压隔离病房污染区和潜在污染区换气次数宜为10~15次/h

新冠肺炎患者出院后，负压病室回风口过滤网应及时更换，并用消毒剂擦拭回风口内表面

做好空气消毒、监测记录

88

空气消毒示意图（一）

1. 工作人员实施手卫生，依据各区域管理要求，穿戴好个人防护用品

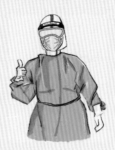

2. 根据区域设置及医院实际情况采取空气消毒措施
   （1）非负压区域消毒：

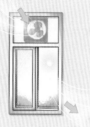

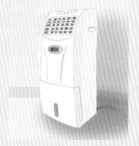

1）通风或机械通风（如排气扇），每天2～3次，每次≥30分钟

2）空气消毒机

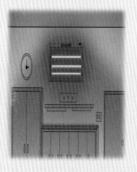

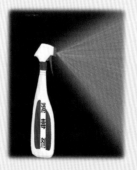

3）在无人情况下，可用紫外线消毒，每天1～2次，每次≥30分钟

4）也可选择过氧乙酸、二氧化氯、过氧化氢等消毒剂，采用超低容量喷雾法进行消毒（见终末消毒）

空气消毒示意图（二）

（2）负压区域消毒：

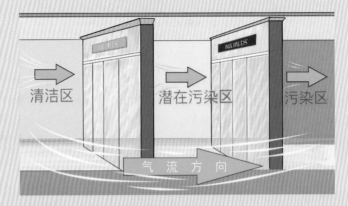

清洁区　　潜在污染区　　污染区

气流方向

1）保证气流流向：从清洁区到潜在污染区再向污染区方向流动
2）相邻区域压差≥5 Pa；负压程度由高到低，依次为隔离病房卫生间（－20 Pa），隔离病房房间（－15 Pa），缓冲间（－10 Pa），潜在污染区走廊（－5 Pa），清洁区气压相对室外大气压应保护正压，即 0 Pa
3）负压隔离病房污染区和潜在污染区换气次数宜为 10～15 次 /h
4）新冠肺炎患者出院后，负压病室回风口过滤网应及时更换，并用消毒剂擦拭回风口内表面

3. 做好记录

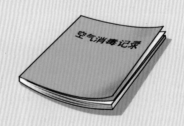

空气消毒记录

§4.6　终末消毒

终末消毒是指传染源离开疫点或终止传染状态后对疫点进行的一次彻底消毒处理，应确保终末消毒后的场所及其中的各种物品不再有病原体的存在。终末消毒对象包括病例和无症状感染者排出的污染物（血液、分泌物、呕吐物、排泄物等）及其可能污染的物品和场所。发热门诊、感染科门诊等每天工作结束后，以及病区隔离病房，在新冠肺炎患者出院或死亡后，无症状感染者核酸检测阴转后，均应做好终末消毒。

▶▶ 操作前准备 ◀◀

1. 环境准备　关闭门窗。
2. 用物准备　1000～2000 mg/L 含氯消毒剂、0.5％过氧乙酸、75％乙醇、消毒机、喷壶、抹布、黄色医疗废物袋、脸盆、消毒剂浓度测试纸、速干手消毒剂。
3. 人员准备　实施手卫生，穿戴好工作服、一次性工作帽、乳胶手套、防护服、KN95/N95 及以上颗粒物防护口罩或医用防护口罩或动力送风过滤式呼吸器、护目镜或防护面屏、防水靴套、鞋套。必要时，可加穿防水围裙或防水隔离衣。

▶▶ 终末消毒流程 ◀◀

（一）衣服、被褥等纺织品

1. 拆除被套，放入双层黄色垃圾袋，扎紧后贴"特殊感染布类"标识，按规范交给洗涤机构处理。
2. 确诊患者的被套直接弃入医疗废物装放容器内。
3. 拆除床上的双层一次性床罩，弃入医疗废物装放容器内。

（二）物体表面

1. 用 75％乙醇擦拭心电监护仪、输液泵等设备。
2. 用 1000～2000 mg/L 含氯消毒剂擦拭消毒床单位（包括呼叫器、输液架、病床）、床旁桌椅、门、设备带、衣柜、门把手等各 2 遍。

（三）地面

1. 用 1000～2000 mg/L 含氯消毒剂消毒地面 2 遍。

2. 地面消毒先由外向内喷洒一次，待室内消毒完毕后，再由内向外重复喷洒一次。

3. 消毒作用时间应不少于 30 分钟。

（四）室内空气消毒

1. 病室开窗通风 30 分钟。

2. 关闭门窗，开启空气消毒机 1 小时进行消毒。

3. 必要时，可用过氧乙酸熏蒸，即使用 15% 过氧乙酸（7 ml/m³）加热蒸发，相对湿度 60%～80%，室温熏蒸 2 小时。

（五）床单位消毒至少 1 小时

（六）备床单位，准备收治新患者

▶▶ **防护注意事项** ◀◀

1. 现场消毒人员在配制和使用化学消毒剂时应做好个人防护。

2. 使用的消毒产品及浓度配制应当符合国家有关规定和标准。

3. 掌握消毒剂的配制方法和消毒器械的操作方法，针对不同的消毒对象选择适宜的消毒方法，消毒毛巾一用一换。

4. 消毒过程中发现有肉眼可见污染物时，先完全清除污染物再消毒；无肉眼可见污染物时，可直接用消毒剂喷洒消毒。

5. 在清洁、消毒等过程中应加强自我防护，如拆被单时轻拿轻放，避免产生气溶胶。

6. 消毒过程中，不得随便走出消毒区域，禁止无关人员进入消毒区内。

7. 不必对室外环境（包括空气）开展大面积消毒。新冠肺炎患者和无症状感染者短暂活动过的无明显污染物的场所，无需进行终末消毒。

8. 必要时由具备检验检测资质的实验室相关人员，及时对物体表面、空气和手等消毒效果进行评价。

终末消毒流程图

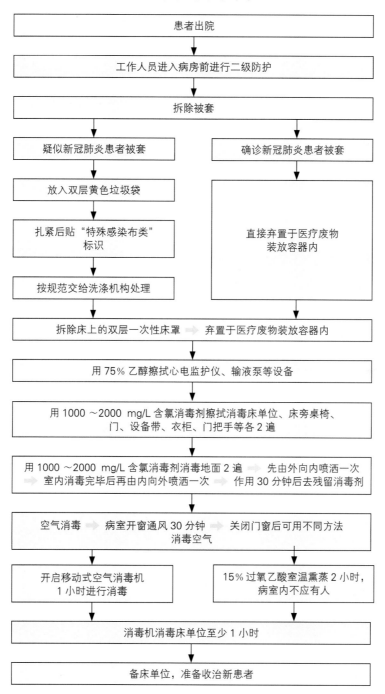

终末消毒示意图

1. 衣服、被褥等纺织品
   （1）拆除被套，放入双层黄色垃圾袋，扎紧后贴"特殊感染布类"标识，按规范交给洗涤机构处理

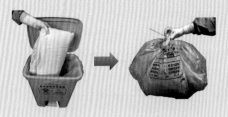

2. 物体表面
   （1）用75%乙醇擦拭仪器、设备

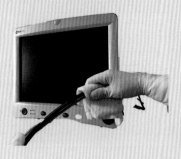

（2）确诊患者的被套直接弃入医疗废物装放容器内

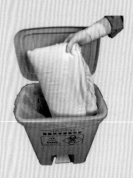

（2）用1000～2000 mg/L含氯消毒剂擦拭消毒床单位、床旁桌椅、门、设备带、衣柜、门把手等各2遍

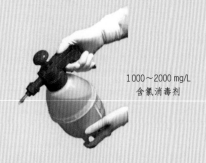

1000～2000 mg/L
含氯消毒剂

（3）双层一次性床罩弃入医疗废物装放容器内

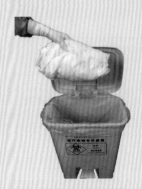

3. 地面
   （1）用1000～2000 mg/L含氯消毒剂消毒地面2遍
   （2）地面消毒先由外向内喷洒一次，待室内消毒完毕后，再由内向外重复喷洒一次
   （3）消毒作用时间应不少于30分钟
4. 室内空气消毒
   （1）开窗通风30分钟
   （2）关闭门窗，有移动式空气消毒机的科室开启空气消毒机1小时进行消毒
   （3）如无空气消毒机，可用过氧乙酸熏蒸，即使用15%过氧乙酸（7 ml/m³）加热蒸发，相对湿度60%～80%，室温熏蒸2小时
5. 消毒机消毒床单位至少1小时
6. 备床单位，准备收治新患者

应急处理

§5.1 防护服下手套破损应急处理

手套是医护人员防护中重要的物品之一。在接触疑似或确诊新冠肺炎患者时，手套作为隔离防护物品，起到预防医护人员感染的作用。手套破损情况时常发生，一旦破损便失去了防护作用，会增加医护人员职业暴露风险。

▶▶ 预防措施 ◀◀

1. 修剪指甲，取下饰物。

2. 选择型号合适的手套。

3. 戴手套前检查手套的完整性，有破损则立即弃用。

4. 医护人员进行穿刺性操作时，注射器、采血针等锐器应直接放入锐器盒内，避免二次清理。

5. 严格按照各项操作规程进行操作，尽量避免过度牵拉和直接接触尖锐物尖端。

▶▶ 防护服下手套破损应急处理流程 ◀◀

医护人员着防护服为患者进行操作时发生手套破损包括两种情况，应急措施如下：

（一）外层手套破损

1. 实施手卫生。

2. 脱外层手套。

3. 根据实际情况进行以下处理

（1）内层手套如果没有可见的污染，先用75%乙醇消毒破损局部，再实施手卫生，然后戴一层手套即可。

（2）如果污染可见但范围不大，吸除可见污染的，局部消毒，然后实施手卫生，再戴手套。

（3）如果污染物范围较大，建议吸除污染物，轻轻擦拭，局部消毒，实施手卫生，然后更换全套防护装备。

（二）两层手套均被划破

1. 皮肤未破损　①立即在破损局部喷洒消毒剂，充分浸润皮肤；②实施手卫生；③脱外层手套，喷洒消毒剂；④戴两层新手套；⑤按规范流程脱防护服；⑥暴露破损的最内层手套，喷洒消毒剂脱下手套，先消毒局部皮肤再实施手卫生；⑦按照规范流程脱下其他防护用品；⑧到清洁区再酌情清洗或消毒双手；⑨如果需要继续工作，重新穿戴防护用品。

2. 皮肤有破损　属于职业暴露。①～⑤步骤同上；⑥暴露破损的最内层手套，喷洒消毒剂后将其脱下，尽快进行伤口清洗、消毒、简单包扎；⑦戴多层手套后按照规范流程脱下其他防护装备；⑧到清洁区全身清洗；⑨离开工作岗位，进行后续的随访观察。

▶▶ 防护注意事项 ◀◀

1. 强化医护人员自我防护意识，减少手套破损发生。

2. 医护人员必须掌握职业暴露处理流程

（1）局部处理：迅速脱去手套→流动水冲洗1～3分钟→从近心端向远心端挤出少量血液（重复5～10次），禁止局部挤压→聚维酮碘消毒2遍→创口贴或输液贴包扎。

（2）口头、电话或网络上报。

（3）查阅患者病历资料，了解新冠肺炎、乙型病毒性肝炎、丙型病毒性肝炎、梅毒、艾滋病等传染病检查检验结果。

（4）必要时携患者资料到相关专科就诊，遵医嘱抽血基线检测，采用预防性药物或观察。

（5）填写工伤认定表、血源性病原体职业暴露登记，到保健科、工伤认定办公室办理工伤认定手续。

防护服下手套破损应急处理流程图

```
                            手套破损
            ┌──────────────────┴──────────────────┐
       外层手套破损                           两层手套破损
            │                        ┌──────────┴──────────┐
   实施手卫生，脱去外层手套            皮肤未破损              皮肤破损
            │                           │
  ┌─────────┼─────────┐        破损局部喷洒消毒
内层手套没  可见污染但  可见较大范      剂，浸润皮肤
有可见污染  范围不大    围污染           │
  │          │          │         实施手卫生
用75%乙醇消  吸除可见    吸除可见         │
毒破损局部   污染物      污染物       脱外层手套，
  │          │          │         喷洒消毒剂
实施手卫生   局部消毒    轻轻擦拭         │
  │          │          │         戴两层新手套
再戴一层    实施手卫生   局部消毒         │
手套         │          │         按规范流程
            再戴一层    实施手卫生    脱防护服           其他步骤同前
            手套         │              │
                       更换全套     暴露破损的内层手        脱下内层手套后尽
                       防护装备     套，喷洒消毒剂后        快进行伤口挤压、
                                   脱下手套              清洗、消毒、包扎
                                      │                    │
                                   消毒局部皮肤          戴多层新手套
                                      │                    │
                                   实施手卫生           按规范流程脱下其
                                      │                他防护用品
                                   按照规范流程脱下         │
                                   其他防护用品          到清洁区全身清洗
                                      │                    │
                                   到清洁区再酌情清       离开工作岗位
                                   洗或消毒双手             │
                                      │                上报，进行后续的
                                   若要继续工作，重       随访观察
                                   新穿戴防护用品
```

防护服下手套破损应急处理示意图（一）

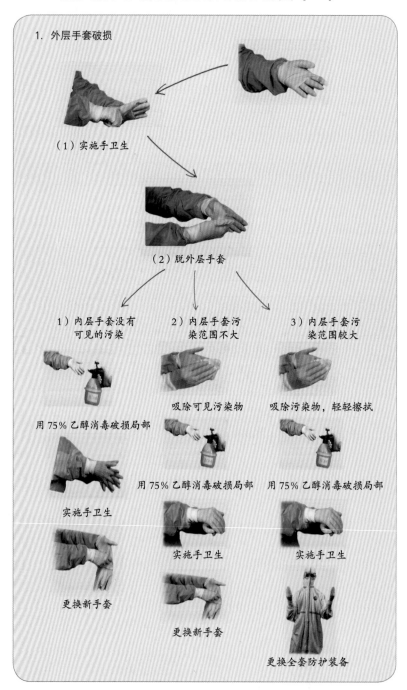

1. 外层手套破损

（1）实施手卫生

（2）脱外层手套

1）内层手套没有
可见的污染

2）内层手套污
染范围不大

3）内层手套污
染范围较大

吸除可见污染物

吸除污染物，轻轻擦拭

用75%乙醇消毒破损局部

用75%乙醇消毒破损局部

用75%乙醇消毒破损局部

实施手卫生

实施手卫生

实施手卫生

更换新手套

更换新手套

更换全套防护装备

防护服下手套破损应急处理示意图（二）

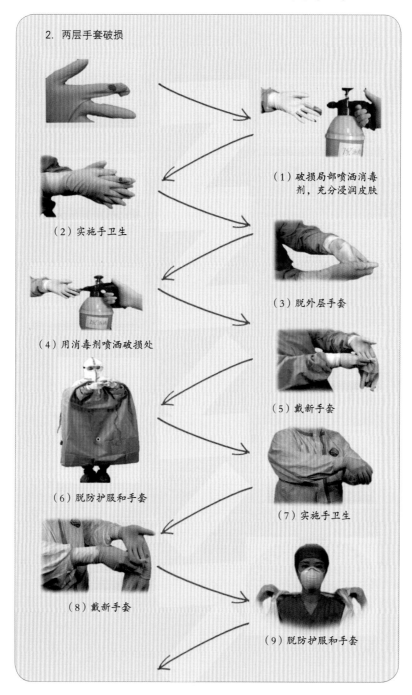

2. 两层手套破损

（1）破损局部喷洒消毒剂，充分浸润皮肤

（2）实施手卫生

（3）脱外层手套

（4）用消毒剂喷洒破损处

（5）戴新手套

（6）脱防护服和手套

（7）实施手卫生

（8）戴新手套

（9）脱防护服和手套

防护服下手套破损应急处理示意图（三）

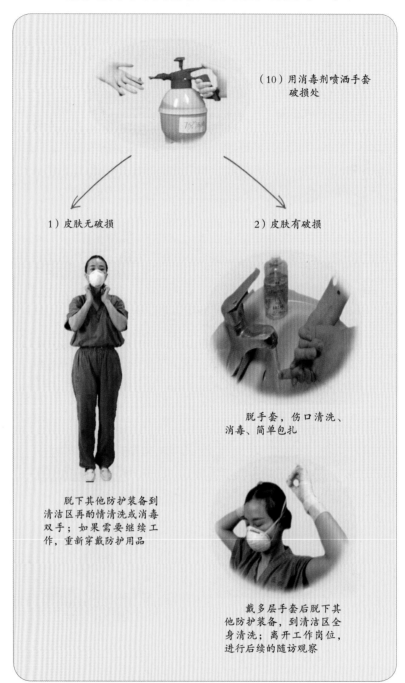

（10）用消毒剂喷洒手套破损处

1）皮肤无破损

2）皮肤有破损

脱手套，伤口清洗、消毒、简单包扎

脱下其他防护装备到清洁区再酌情清洗或消毒双手；如果需要继续工作，重新穿戴防护用品

戴多层手套后脱下其他防护装备，到清洁区全身清洗；离开工作岗位，进行后续的随访观察

§5.2 防护服破损应急处理

为提高医护人员的自我防护意识，规范新冠肺炎时期隔离区医护人员使用中的防护服开裂、破损的应急处置流程，最大程度减少职业暴露风险，保障医护人员的安全，特制定防护服破损应急处理流程。

▶▶ 防范措施 ◀◀

1. 穿防护服前应去除身上的尖锐物及饰品，避免在工作中损坏防护服。

2. 选择型号合适的防护服，避免因大小不合适造成工作中行动不便或意外挂坏、撕裂。

3. 检查防护服的完好性。查看防护服表面有无污染、缝线处有无开裂等，如有污染或破损弃用。

4. 穿戴好防护服后，通过上举双臂、弯腰、下蹲等动作，评估所选防护服的合适度。确保合适后才能入隔离区。

5. 工作中注意保护防护服的完好，及时发现开裂与破损。

▶▶ 防护服破损应急处理流程 ◀◀

1. 发现防护服开裂或破损后，先用75%乙醇喷洒破损处，喷洒范围大于破损处直径的3倍。

2. 立即告知同班人员，立即进行工作交接，并报告护士长，评估有无职业暴露，尽快离开隔离区。

3. 在缓冲间按程序脱摘防护用品。

4. 脱工作服，淋浴，更衣。

5. 根据需要按程序重新穿戴好防护用品后进入隔离区工作。

 ◀◀ S 防护服破损 10

防护服破损应急处理流程图

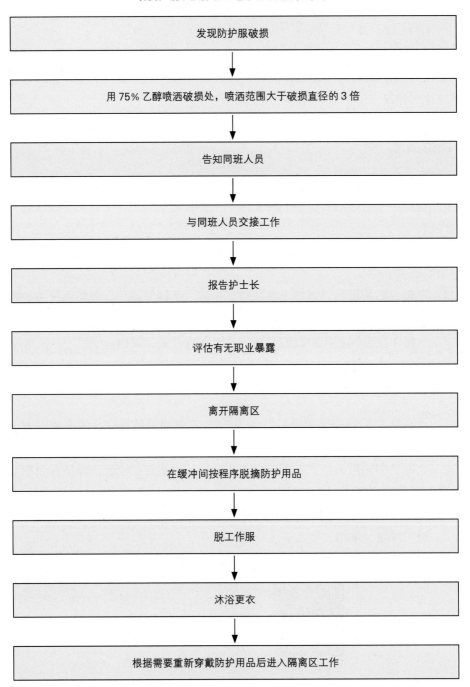

发现防护服破损

↓

用 75% 乙醇喷洒破损处，喷洒范围大于破损直径的 3 倍

↓

告知同班人员

↓

与同班人员交接工作

↓

报告护士长

↓

评估有无职业暴露

↓

离开隔离区

↓

在缓冲间按程序脱摘防护用品

↓

脱工作服

↓

沐浴更衣

↓

根据需要重新穿戴防护用品后进入隔离区工作

防护服破损应急处理示意图

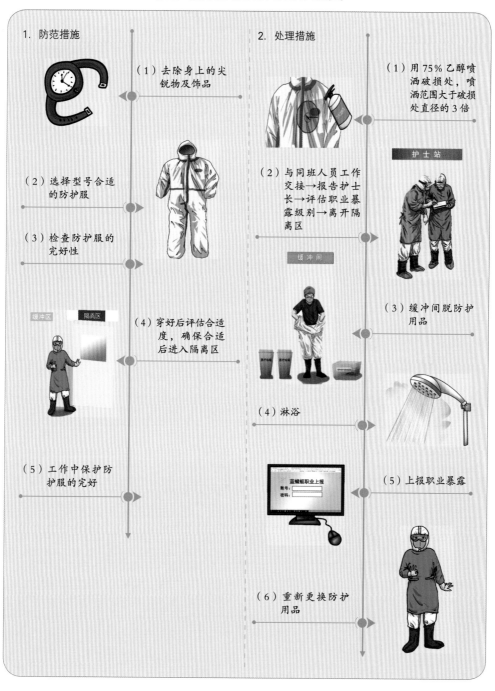

1. 防范措施

（1）去除身上的尖锐物及饰品

（2）选择型号合适的防护服

（3）检查防护服的完好性

（4）穿好后评估合适度，确保合适后进入隔离区

（5）工作中保护防护服的完好

2. 处理措施

（1）用75%乙醇喷洒破损处，喷洒范围大于破损处直径的3倍

护士站

（2）与同班人员工作交接→报告护士长→评估职业暴露级别→离开隔离区

缓冲间

（3）缓冲间脱防护用品

（4）淋浴

（5）上报职业暴露

（6）重新更换防护用品

§6

其他流程

§6.1 医疗废物处置流程

在诊疗疑似/确诊新冠肺炎患者过程中产生的废弃物，包括医疗废物和生活垃圾，应按医疗废物进行分类收集。根据《医疗废物处理条例》和《医疗卫生机构医疗废物管理办法》的有关规定进行处置和管理。

▶▶ 医疗废物处置流程 ◀◀

1. 疑似/确诊新冠肺炎患者相关场所的清洁区产生的医疗废物按照常规的医疗废物处置，单层包装。

2. 疑似/确诊新冠肺炎患者相关场所的潜在污染区和污染区产生的医疗废物处理如下：

（1）工作人员应着工作服、一次性工作帽、护目镜（防雾）或面屏、医用防护口罩、一次性防护服、防渗透隔离衣、一次性乳胶手套、一次性鞋套。

（2）医疗废物桶使用前用含氯消毒剂喷洒，套双层黄色医疗废物袋，确保无破损、无渗漏。

（3）医疗废物达到包装袋或者锐器盒的 3/4 时，对医疗废物使用含氯消毒剂喷洒消毒。

（4）双层包装袋采用鹅颈结式封口，分层封扎或关闭锐器盒开口，确保封口严密。

（5）放入外有"新冠"标识的专用纸箱中（纸箱内放置了配套的 PP 袋防渗漏），用蓝色胶带密封纸箱防止破损、渗漏。

（6）封口纸箱直接放入医疗废物转运箱中，用含氯消毒剂喷洒转运箱内。转运箱外注明"新冠"标识。

（7）用蓝色胶带"十"字形封口转运箱。用含氯消毒剂喷洒转运箱周围。定点放置转运箱。

（8）医疗废物暂存间物体表面及地面等使用含氯消毒剂每天清洁消毒 2 次。

▶▶ 防护注意事项 ◀◀

1. 医疗废物桶应为脚踏式并带盖。

2. 医疗废物桶、黄色医疗废物袋用 500～1000 mg/L 含氯消毒剂喷洒消毒；医疗废物暂存处地面用 1000 mg/L 含氯消毒剂消毒；在离开污染区前应当对包装袋表面采用 1000 mg/L 含氯消毒剂喷洒消毒（注意喷洒均匀）或在其外面加套一层医疗废物包装袋。

3. 分类收集使用后的一次性隔离衣、防护服等物品，严禁挤压。

4. 盛装医疗废物的包装袋和锐器盒的外表面被感染性废物污染时，应当增加一层包装袋。

5. 确保医疗废物按要求包装完整，无破漏，杜绝散装及未封口。

6. 新冠肺炎及疑似患者所产生的全部医疗废物应与其他科室产生的废物分开，单独收集。

医疗废物处置流程图

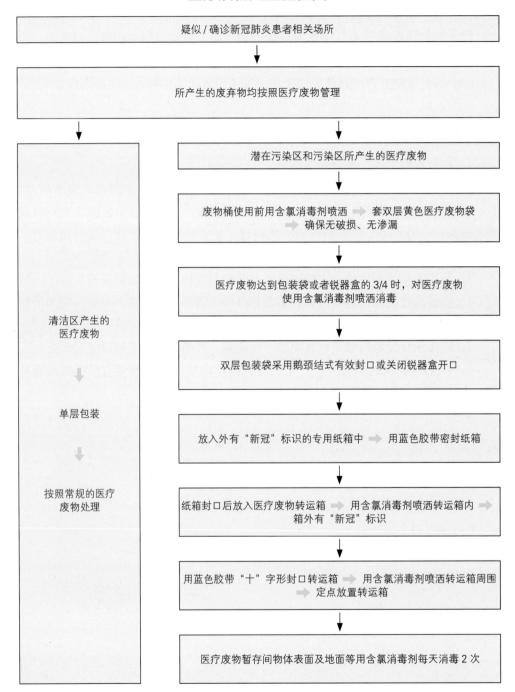

疑似 / 确诊新冠肺炎患者相关场所

所产生的废弃物均按照医疗废物管理

潜在污染区和污染区所产生的医疗废物

废物桶使用前用含氯消毒剂喷洒 ➡ 套双层黄色医疗废物袋 ➡ 确保无破损、无渗漏

医疗废物达到包装袋或者锐器盒的 3/4 时，对医疗废物使用含氯消毒剂喷洒消毒

双层包装袋采用鹅颈结式有效封口或关闭锐器盒开口

放入外有"新冠"标识的专用纸箱中 ➡ 用蓝色胶带密封纸箱

纸箱封口后放入医疗废物转运箱 ➡ 用含氯消毒剂喷洒转运箱内 ➡ 箱外有"新冠"标识

用蓝色胶带"十"字形封口转运箱 ➡ 用含氯消毒剂喷洒转运箱周围 ➡ 定点放置转运箱

医疗废物暂存间物体表面及地面等用含氯消毒剂每天消毒 2 次

清洁区产生的医疗废物

⬇

单层包装

⬇

按照常规的医疗废物处理

医疗废物处置示意图（一）

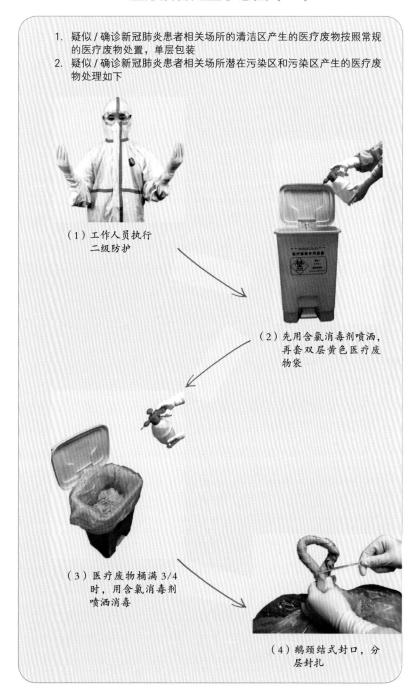

1. 疑似／确诊新冠肺炎患者相关场所的清洁区产生的医疗废物按照常规的医疗废物处置，单层包装
2. 疑似／确诊新冠肺炎患者相关场所潜在污染区和污染区产生的医疗废物处理如下

（1）工作人员执行二级防护

（2）先用含氯消毒剂喷洒，再套双层黄色医疗废物袋

（3）医疗废物桶满3/4时，用含氯消毒剂喷洒消毒

（4）鹅颈结式封口，分层封扎

医疗废物处置示意图（二）

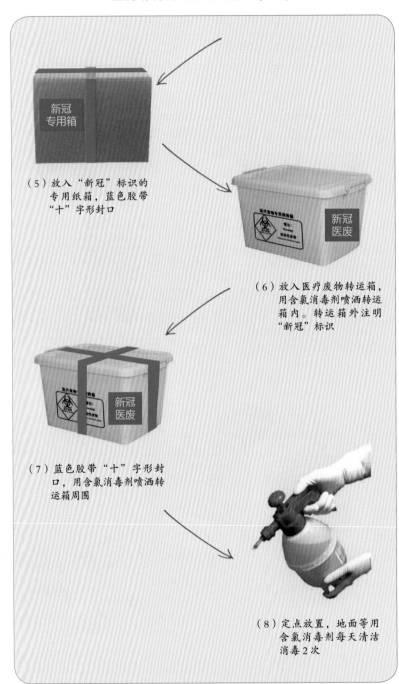

（5）放入"新冠"标识的专用纸箱，蓝色胶带"十"字形封口

（6）放入医疗废物转运箱，用含氯消毒剂喷洒转运箱内。转运箱外注明"新冠"标识

（7）蓝色胶带"十"字形封口，用含氯消毒剂喷洒转运箱周围

（8）定点放置，地面等用含氯消毒剂每天清洁消毒2次

§6.2　尸体护理

尸体护理是对临终患者实施整体护理和临终关怀的重要内容。尸体护理应在确认患者死亡，医生开具死亡诊断书后尽快进行。疑似或确诊新冠肺炎患者死亡的，要尽量减少尸体移动和搬运，应由经培训的工作人员在严密防护下及时进行处理。完成遗体卫生防疫处置后由专用车辆直接送至指定地点火化。患者遗体处理遵循以人为本、依法规范、及时稳妥、科学防控等原则。

▶▶ **操作前准备** ◀◀

1. 环境准备　清洁，宽敞，必要时用屏风遮挡。
2. 用物准备　推车、白单、密封尸袋、喷壶（内盛 3000～5000 mg/L 含氯消毒剂）、中号黄色医疗垃圾袋、尸体识别卡、棉球、纱布、止血钳、速干手消毒剂。
3. 护士准备　实施手卫生，穿戴好工作服、一次性工作帽、乳胶手套、防护服、KN95/N95 及以上颗粒物防护口罩或医用防护口罩或动力送风过滤式呼吸器、护目镜或防护面屏、防水靴套、鞋套。必要时，可加穿防水围裙或防水隔离衣。

▶▶ **尸体护理流程** ◀◀

（一）护理前准备

1. 医生宣告死亡时间，护士书写体温单和护理记录单，时间必须与医嘱一致。
2. 撤除死者身上所有仪器，拔除所有留置管道。
3. 告知医生，准备死亡证明等资料，同时通知殡仪馆。
4. 拆下床尾挡板，移开死者被服，挪开障碍物，便于后面尸体护理。

（二）尸体护理

1. 一名护士取一床白单，另一名护士用含氯消毒剂喷洒周围环境及白单。
2. 将白单覆盖死者全身。
3. 继续用含氯消毒剂喷洒在白单上和周围环境。

4. 用长止血钳夹含氯消毒剂的棉球或纱布浸湿，填塞死者口、鼻、耳、肛门、气管切开处等所有开放通道或创口所有孔道。

5. 将另一块白单覆盖死者全身。

6. 继续用含氯消毒剂喷洒周围环境和白单。

7. 松开死者身下床单，与上面的白单一起，左右分别卷边，头脚扎紧。

8. 将死者装入两层尸袋内，密封，喷洒含氯消毒剂。

9. 在尸袋上贴上尸体识别卡。

10. 手消毒。

11. 推床至指定污物梯，与殡葬人员交接。

12. 实施手卫生。

13. 依次脱摘面屏、鞋套、手套、口罩装入医疗废物袋，分类处置。

（三）护理后处理

1. 整理死者遗物。

2. 对隔离病房做终末消毒处理。

3. 完成各项记录，整理病历。

▶▶ **防护注意事项** ◀◀

1. 按照《新型冠状病毒肺炎患者遗体处置工作指引》（国卫办医函〔2020〕89号）的要求，规范处置新冠肺炎患者尸体。

2. 患者死亡后，要尽量减少尸体移动和搬运。

3. 由接受过培训的工作人员在严密防护下及时处理。

 ◀◀ B 尸体护理 11

尸体护理流程图

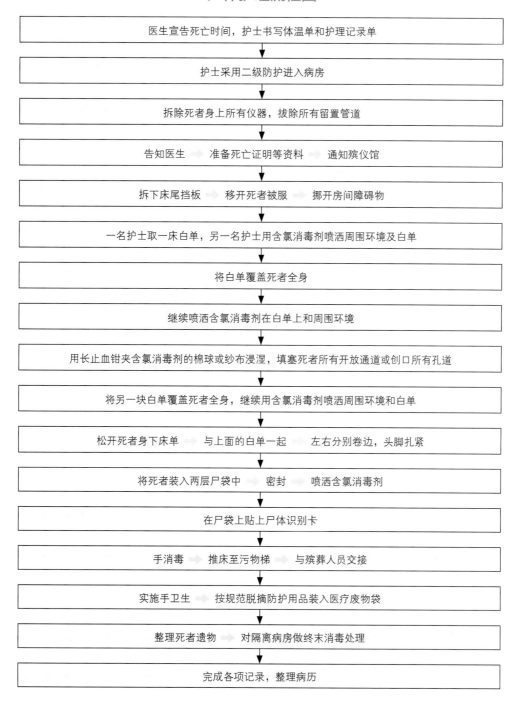

医生宣告死亡时间，护士书写体温单和护理记录单

护士采用二级防护进入病房

拆除死者身上所有仪器，拔除所有留置管道

告知医生 ➡ 准备死亡证明等资料 ➡ 通知殡仪馆

拆下床尾挡板 ➡ 移开死者被服 ➡ 挪开房间障碍物

一名护士取一床白单，另一名护士用含氯消毒剂喷洒周围环境及白单

将白单覆盖死者全身

继续喷洒含氯消毒剂在白单上和周围环境

用长止血钳夹含氯消毒剂的棉球或纱布浸湿，填塞死者所有开放通道或创口所有孔道

将另一块白单覆盖死者全身，继续用含氯消毒剂喷洒周围环境和白单

松开死者身下床单 ➡ 与上面的白单一起 ➡ 左右分别卷边，头脚扎紧

将死者装入两层尸袋中 ➡ 密封 ➡ 喷洒含氯消毒剂

在尸袋上贴上尸体识别卡

手消毒 ➡ 推床至污物梯 ➡ 与殡葬人员交接

实施手卫生 ➡ 按规范脱摘防护用品装入医疗废物袋

整理死者遗物 ➡ 对隔离病房做终末消毒处理

完成各项记录，整理病历

尸体护理示意图

1. 用含氯消毒剂喷洒周围环境及白单

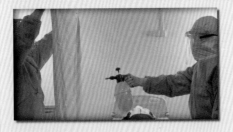

2. 将白单覆盖死者全身

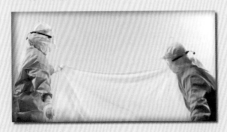

3. 用含氯消毒剂继续喷洒白单和周围环境

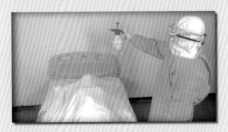

4. 用长止血钳夹含氯消毒剂的棉球或纱布，填塞死者所有开放通道或创口所有孔道

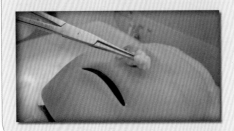

5. 将另一块白单覆盖死者全身

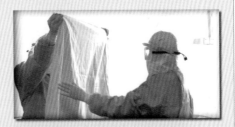

6. 用含氯消毒剂喷洒周围环境和白单

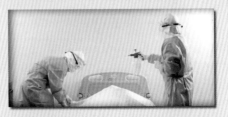

7. 松开死者身下床单，与上面的白单一起，左右分别卷边

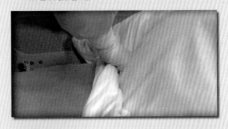

8. 头脚扎紧

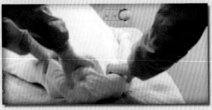

9. 将死者装入两层尸袋内，密封，喷洒含氯消毒剂。在尸袋上贴上尸体识别卡
10. 手消毒
11. 推床至指定污物梯，与殡葬人员交接
12. 实施手卫生
13. 依次脱摘面屏、鞋套、手套、口罩装入医疗废物袋，分类处置

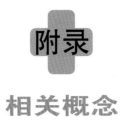

相关概念

▶▶ 新冠肺炎疑似病例 ◀◀

结合下述流行病学史和临床表现综合分析。

1. 流行病学史　①发病前 14 天内有疫情区，或其他有病例报告社区的旅行史或居住史；②发病前 14 天内与新型冠状病毒感染者（核酸检测阳性者）有接触史；③发病前 14 天内曾接触过来自疫情区，或来自有病例报告社区的发热或有呼吸道症状的患者；④聚集性发病（2 周内在小范围如家庭、办公室、学校班级等场所，出现 2 例及以上发热和 / 或呼吸道症状的病例）。

2. 临床表现　①发热和 / 或呼吸道症状；②具有新冠肺炎影像学特征；③发病早期白细胞总数正常或减少，淋巴细胞计数正常或减少。有流行病学史中的任何一条，且符合临床表现中任意 2 条或无明确流行病学史的，符合临床表现中的 3 条者为新冠肺炎疑似病例。

▶▶ 新冠肺炎确诊病例 ◀◀

疑似病例同时具备以下病原学或血清学证据之一者：

1. 实时荧光 RT-PCR 检测新型冠状病毒核酸阳性。

2. 病毒基因测序，与已知的新型冠状病毒高度同源。

3. 血清新型冠状病毒特异性 IgM 抗体和 IgG 抗体阳性；血清新型冠状病毒特异性 IgG 抗体由阴性转为阳性或恢复期较急性期 4 倍及以上升高。

▶▶ 新冠肺炎传染源 ◀◀

传染源是指体内有病原体生长、繁殖并且能排出病原体的人和动物，包括患者、病原携带者和受感染的动物。病原体就是能引起疾病的微生物和寄生虫的统称。目前所见新冠肺炎传染源主要是新型冠状病毒感染的患者，无症状感染者也可能成为传染源。

▶▶ 新冠肺炎传播途径 ◀◀

传播途径是指病原体从传染源排出体外，经过一定的传播方式，到达与侵入新的易感者的过程。经空气传播是呼吸系统传染病的主要传播方式，包括飞沫传播、飞沫核传播和尘埃传播 3 种传播途径。新冠肺炎经呼吸道飞沫传播和密切接触传播是主要的传播途径。在相对封闭的环境中长时间暴露于高浓度气溶胶情况下存在经气溶胶传播的可能。由于在粪便及尿中可分离到新型冠状病毒，应注意粪便及尿对环境污染造成气溶胶传播或接触传播。

▶▶ 门急诊三级预检分诊 ◀◀

一级预检分诊宜设置在医院门诊、急诊入口通道，二级预检分诊宜设置在诊室分诊台，三级预检分诊宜设置在医生诊室，并遵循"一人一诊室"原则［预检分诊：搭建专门的发热门诊分诊区域，有效分离疑似和不明患者，并向社会广泛宣传必须戴口罩才能到医院就诊，增强群体防护意识和能力］。

▶▶ 院内感染 ◀◀

院内感染是指患者在医疗机构内获得的感染，包括在住院期间发生的感染和在院内获得、出院后发生的感染，但不包括入院前已开始或者入院时已处于潜伏期的感染。医疗机构工作人员在院内获得的感染也属于院内感染。

▶▶ 医源性感染 ◀◀

医源性感染是指在医疗服务过程中，因病原体传播而引起的感染。

▶▶ 医务人员职业暴露 ◀◀

医务人员职业暴露是指医务人员在从事诊疗、护理活动过程中接触有毒、有害物质或传染病病原体，从而引起伤害健康或危及生命的一类职业暴露。

▶▶ 医务人员院内感染 ◀◀

医务人员院内感染是指医务人员在从事诊疗、护理等工作过程中获得的各种病原微生物感染，如细菌、真菌、病毒等致病微生物感染。

▶▶ 院内感染暴发 ◀◀

院内感染暴发是指在医疗机构或其科室的患者中，短时间内发生 3 例及以上同种同源感染病例的现象。

▶▶ 疑似院内感染暴发 ◀◀

疑似院内感染暴发是指在医疗机构或其科室的患者中，短时间内出现 3 例及以上临床症候群相似、怀疑有共同感染源的感染病例；或者 3 例及以上怀疑有共同感染源或感染途径的感染病例的现象。

▶▶ 院内感染聚集 ◀◀

院内感染聚集是指在医疗机构或其科室的患者中，短时间内发生院内感染病例增多，并超过历年散发发病率水平的现象。

▶▶ 标准预防 ◀◀

标准预防是指医疗机构所有患者和医务人员采取的一系列防护措施，要求医务人员必须知晓所有患者的体内物质均可能具有传染性，需进行相应的隔离和防护。倡导医务人员无论身在何地，进行何种诊疗或操作，只要接触患者，均可能存在感染源暴露风险，均应采取相应的防护措施。具体措施包括手卫生、根据预期可能发生的暴露风险选用防护服、口罩、手套、护目镜、防护面屏、安全注射装置、安全注射、被动和主动免疫及环境清洁等。

▶▶ 个人防护装备（PPE） ◀◀

个人防护装备是指用于保护医务人员避免接触感染性因子的各种屏障，包括口罩、手套、护目镜、防护面屏、防水围裙或防水隔离衣、防护服和个人防护用品等。

▶▶ 隔离技术 ◀◀

隔离技术是指采用适宜的技术、方法，防止病原体传播给他人的方法。包括空间隔离、屏障隔离、个人防护装备（PPE）的使用、污染控制技术如清洁、消毒、灭菌、手卫生、环境管理等。

▶▶ 屏障隔离 ◀◀

屏障隔离是指在易感者与暴露源之间采用物理性屏障的隔离措施（如墙体、隔断、隔帘、薄膜）的统称。

▶▶ 空间隔离 ◀◀

空间隔离是指利用距离与空间将易感者与暴露源进行分隔的措施，如隔离房间。

▶▶ 额外预防 ◀◀

额外预防是指在标准预防措施的基础上，针对特定情况的暴露风险和传播途径所采取的补充和额外的预防措施。如呼吸道隔离、消化道隔离、血液体液隔离、咳嗽礼仪等措施。

▶▶ 解除隔离 ◀◀

体温恢复正常 3 天以上、呼吸道症状明显好转，肺部影像学显示炎症明显吸收，连续 2 次呼吸道病原核酸检测阴性（采样时间至少间隔 1 天），连续两次新型冠状病毒核酸检测阴性（采样时间至少间隔 24 小时），且发病 7 天后新型冠状病毒特异性抗体 IgM 和 IgG 仍为阴性。可解除隔离出院或根据病情转至相应科室治疗。

参考文献

［1］李小寒，尚少梅. 基础护理学［M］. 6版. 北京：人民卫生出版社，2017.

［2］国家卫生健康委办公厅. 新型冠状病毒感染的肺炎防控中常见医用防护用品使用范围指引（试行）的通知：国卫办医函［2020］75号［EB/OL］.（2020-01-27）［2020-03-09］. http://www.nhc.gov.cn/yzygj/s7659/202001/e71c5de925a64eafbe1ce790debab5c6.shtml.

［3］付立，常艳琴，陈丽珊，等. 新型冠状病毒肺炎防治中个人防护装备穿脱流程的关键环节剖析［J/OL］. 解放军护理杂志，2020：1-4［2020-03-09］. http://kns.cnki.net/kcms/detail/31.1825.R.20200225.0935.010.html.

［4］国家卫生健康委员会. 关于印发新型冠状病毒肺炎防控方案（第五版）的通知：国卫办疾控函［2020］156号［EB/OL］.（2020-02-21）［2020-03-09］. http://www.nhc.gov.cn/jkj/s3577/202002/a5d6f7b8c48c451c87dba14889b30147.shtml.

［5］国家卫生健康委办公厅. 关于印发医疗机构内新型冠状病毒感染预防与控制技术指南（第一版）的通知：国卫办医函［2020］65号［EB/OL］.（2020-01-23）［2020-03-09］. http://www.nhc.gov.cn/xcs/zhengcwj/202001/b91fdab7c304431eb082d67847d27e14.shtml.

［6］国家卫生健康委办公厅. 关于印发新型冠状病毒肺炎防控方案（第六版）的通知：国卫办疾控函［2020］204号［EB/OL］.（2020-03-07）［2020-03-09］.http://www.nhc.gov.cn/jkj/s3577/202003/4856d5b0458141fa9f376853224d41d7.shtml.

［7］李春辉，黄勋，蔡虻，等. 新冠肺炎疫情期间医疗机构不同区域工作岗位个人防护专家共识［J］. 中国感染控制杂志，2020，19（3）：1-15. DOI：10.12138/j.issn.1671-9638.20206155.

［8］范学工，魏来. 新发感染病学［M］. 北京：人民卫生出版社，2019.

［9］国家卫生健康委员会办公厅. 国家卫生健康委办公厅关于印发新型冠状病毒感染的肺炎病例转运工作方案（试行）的通知：国卫办医函［2020］76号［EB/OL］.（2020-01-28）［2020-03-09］.http://www.nhc.gov.cn/xcs/zhengcwj/202001/ccee6ec0942a42a18df8e5ce6329b6f5.shtml.

［10］湖南省卫生健康委员会. 湖南省新型冠状病毒感染的肺炎转运流程（试行第一版）：湘卫传电［2020］9 号：关于下发新型冠状病毒感染的肺炎相关诊疗与转运流程的通知.（2020-01-22）.

［11］国家卫生健康委办公厅，国家中医药管理局办公室. 关于印发新型冠状病毒肺炎诊疗方案（试行第七版）的通知：国卫办医函［2020］184 号［EB/OL］.（2020-03-03）［2020-03-09］. http://www.gov.cn/zhengce/zhengceku/2020-03/04/content_5486705.htm.

［12］任辉，张翠华. 护理技能与操作程序［M］. 7 版. 北京：人民军医出版社，2015.

［13］Grap mJ.Not-so trivialpursuit mechanical ventilation risk reduction［J］. Am J Crit Care，2009，18（4）：299-309.

［14］湖南省卫生和计划生育委员会. 常用护理操作技术规范［M］. 长沙：湖南科学技术出版社，2017.

［15］湖南省卫生健康委员会. 湖南省新型冠状病毒感染的肺炎防护与隔离消毒技术指南（第二版）［EB/OL］.（2020-02-01）［2020-03-09］. http://www.hunan.gov.cn/topic/fkxxgzbd/bdfkbmxd/202002/t20200201_11167293.html.

［16］中华医学会呼吸病学分会呼吸危重症医学学组，中国医师协会呼吸医师分会危重症医学工作委员会. 成人重症新型冠状病毒肺炎患者气道管理推荐意见（试行）［J］. 中华医学杂志，2020，100（00）：E004-E004. DOI：10.3760/cma.j.issn.0376-2491.2020.0004.

［17］国家卫生健康委办公厅. 关于印发新冠肺炎重型、危重型患者护理规范的通知：国卫办医函［2020］170 号［EB/OL］.（2020-03-01）［2020-03-09］. http://www.nhc.gov.cn/xcs/zhengcwj/202003/8235a35f35574ea79cdb7c261b1e666e.shtml.

［18］中华人民共和国卫生部. 医疗机构消毒技术规范：WS/T367—2012［S］. 北京，2012.

［19］中华人民共和国卫生和计划生育委员会. 医院消毒供应中心第二部分：清洗消毒及灭菌技术操作规范：WS310.2—2016［S］. 北京，2017.

［20］国家卫生健康委员会办公厅. 关于做好新型冠状病毒感染的肺炎疫情期间医疗机构医疗废物管理工作的通知：国卫办医函［2020］81 号［EB/OL］.（2020-01-28）［2020-03-09］.http://www.nhc.gov.cn/yzygj/s7659/202001/6b7bc23a44624ab2846b127d146be758.shtml.

［21］长沙汇洋环保技术股份有限公司. 关于新型冠状病毒感染肺炎防控期间医疗废物收集转运有关配合事项的函［S］.（2020-2-10）.

［22］黎尚荣，赵志新，姚瑶，等. 2019 新型冠状病毒感染的肺炎医院工作人员防控培训方案、内容与标准［J］. 新医学，2020，51（2）：95-102.

［23］河南省卫生健康委员会. 河南省医疗机构内新型冠状病毒 100 个感染防控流程：豫卫医［2020］6 号［EB/OL］.（2020-02-06）［2020-03-09］.http://wsjkw.henan.gov.cn/utils/

search.shtml.

［24］湖南省消毒供应质量控制中心. 关于规范疑似或确诊新型冠状病毒肺炎患者使用后可复用器械器具和物品处置流程的通知：湘医消毒质控函［2020］1 号［S］.（2020-02-06）.

［25］国家卫生健康委员会，民政部办公厅，公安部办公厅. 关于印发新型冠状病毒感染的肺炎患者遗体处置工作指引（试行）的通知：国卫办医函［2020］89 号［EB/OL］.（2020-02-01）［2020-03-09］.http://www.nhc.gov.cn/xcs/zhengcwj/202002/163c26a24057489dbf64dba359c59a5f.shtml.

［26］文进，曾锐，徐才刚，等. 华西医院抗击新型冠状病毒肺炎疫情的十大管理举措［J/OL］.中国循证医学杂志（网络版）. http://kns.cnki.net/kcms/detail/51.1656.R.20200212.0854.002.html.

［27］秦启彤，石悦. 医务人员职业暴露的法律保护［J］. 中国卫生事业管理，2016，331（1）：53-55.

［28］Qin QT，Shi Y. Discussing the legal protection of occupational exposed medical staff［S/J］.Chin Health Serv manag，2016，331（1）：53-55.

［29］宋江南，陈贵秋，尹进，等. 新型冠状病毒肺炎隔离场所实施的消毒处理［J/OL］. 实用预防医学. http://kns.cnki.net/kcms/detail/43.1223.R.20200305.1528.003.html.

图书在版编目（CIP）数据

新发传染病常用临床护理操作技术与流程：全彩图文视频版 / 岳丽青，李君主编.
-- 长沙：湖南科学技术出版社，2020.8
　　ISBN 978-7-5710-0566-5

　　Ⅰ．①新… Ⅱ．①岳… ②李… Ⅲ．①传染病－护理－技术操作
规程 Ⅳ．①R473.51-65

　　中国版本图书馆 CIP 数据核字(2020)第 065689 号

XINFA CHUANRANBING CHANGYONG LINCHUANG HULI CAOZUO JISHU YU LIUCHENG QUANCAITU SHIPINBAN
新发传染病常用临床护理操作技术与流程　全彩图文视频版

主　　审：陈子华
主　　编：岳丽青　李 君
责任编辑：李　忠
出版发行：湖南科学技术出版社
社　　址：长沙市湘雅路 276 号
　　　　　http://www.hnstp.com
印　　刷：长沙德三印刷有限公司
　　　　　（印装质量问题请直接与本厂联系）
厂　　址：湖南省宁乡市夏铎铺镇六度庵村十八组（湖南亮之星酒业有限公司内）
邮　　编：410064
版　　次：2020 年 8 月第 1 版
印　　次：2020 年 8 月第 1 次印刷
开　　本：710mm×1000mm　1/16
印　　张：8
字　　数：126 千字
书　　号：ISBN 978-7-5710-0566-5
定　　价：48.00 元